Fundamentos em embriologia e histologia

Fundamentos em embriologia e histologia

Rodrigo Santiago Godefroid
Vera Lucia Pereira dos Santos

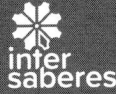

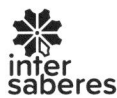

Rua Clara Vendramin, 58 . Mossunguê
CEP 81200-170 . Curitiba . PR . Brasil
Fone: (41) 2106-4170
www.intersaberes.com
editora@intersaberes

Conselho editorial
Dr. Ivo José Both (presidente); Dr. Alexandre Coutinho Pagliarini; Dr.ª Elena Godoy; Dr. Neri dos Santos; Dr. Ulf Gregor Baranow

Editora-chefe
Lindsay Azambuja

Gerente editorial
Ariadne Nunes Wenger

Assistente editorial
Daniela Viroli Pereira Pinto

Preparação de originais
Fabrícia E. de Souza

Edição de texto
Letra & Língua Ltda.

Capa
Débora Gipiela (*design*)
Tati9/Shutterstock (imagem)

Projeto gráfico
Allyne Miara

Diagramação
Débora Gipiela

Responsável pelo *design*
Débora Gipiela

Iconografia
Sandra Lopis da Silveira
Regina Claudia Cruz Prestes

Dados Internacionais de Catalogação na Publicação (CIP)
(Câmara Brasileira do Livro, SP, Brasil)

Godefroid, Rodrigo Santiago
  Fundamentos em embriologia e histologia/Rodrigo Santiago Godefroid, Vera Lucia Pereira dos Santos. Curitiba: InterSaberes, 2021.

  Bibliografia.
  ISBN 978-65-5517-472-4

  1. Embriologia 2. Histologia I. Santos, Vera Lucia Pereira dos. II. Título.

21-71527   CDD-574.33
                                             -578.4

Índice para catálogo sistemático:
1. Embriologia: Ciências biológicas   574.33
2. Histologia: Ciências biológicas   578.4

       Cibele Maria Dias – Bibliotecária – CRB-8/9427

Foi feito o depósito legal.
1ª edição, 2021.

Informamos que é de inteira responsabilidade dos autores a emissão de conceitos.

Nenhuma parte desta publicação poderá ser reproduzida por qualquer meio ou forma sem a prévia autorização da Editora InterSaberes.

A violação dos direitos autorais é crime estabelecido na Lei n. 9.610/1998 e punido pelo art. 184 do Código Penal.

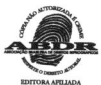

Sumário

Apresentação 8
Como aproveitar ao máximo este livro 9

Capítulo 1
Início do desenvolvimento humano 12
 1.1 Componentes do sistema reprodutor feminino 13
 1.2 Componentes do sistema reprodutor masculino 22
 1.3 Importância da meiose 26
 1.4 Gametogênese masculina 29
 1.5 Gametogênese feminina 32

Capítulo 2
Etapas do desenvolvimento embrionário 42
 2.1 Fecundação 43
 2.2 Segmentação 47
 2.3 Gastrulação 50
 2.4 Formação dos folhetos e dos anexos embrionários 52
 2.5 Neurulação 56

Capítulo 3
Aspectos dos desenvolvimentos embrionário e fetal 64
 3.1 Período embrionário 65
 3.2 Período fetal 72
 3.3 Fertilização *in vitro* 78
 3.4 Suplementação durante a gravidez 80
 3.5 Teratógenos 82

Capítulo 4
Tecido epitelial de revestimento e epitélio glandular 96
 4.1 Tecido epitelial de revestimento 97
 4.2 Epitélio glandular 108

Capítulo 5
Tecido conjuntivo 118
- 5.1 Origem embrionária e características gerais do tecido conjuntivo 119
- 5.2 Constituição do tecido conjuntivo 119
- 5.3 Classificação do tecido conjuntivo 130
- 5.4 Tecido adiposo 134
- 5.5 Tecido cartilaginoso ou cartilagem 137
- 5.6 Tecido ósseo 143

Capítulo 6
Tecido muscular e tecido nervoso 158
- 6.1 Tecido muscular 159
- 6.2 Tecido nervoso 168
- 6.3 Junção neuromuscular 178
- 6.4 Contração muscular 180

Considerações finais 187
Glossário 189
Referências 192
Bibliografia comentada 194
Respostas 195
Sobre os autores 203

Apresentação

Neste livro, procuramos abordar os principais conceitos de embriologia e histologia de forma fácil e didática, a fim de permitir o estudo e a compreensão do desenvolvimento embrionário e dos tecidos histológicos. Também trazemos discussões baseadas nos conceitos mais atuais e práticos das duas áreas.

Nos primeiros três capítulos, o ponto central de nosso estudo é a embriologia. De maneira progressiva e lógica, no Capítulo 1, reunimos informações sobre o início do desenvolvimento embrionário, os componentes do sistema reprodutor feminino, o ciclo reprodutivo feminino, os componentes do sistema reprodutor masculino, a importância da divisão celular por meiose, as gametogênses masculina e feminina. No Capítulo 2, apresentamos as etapas do desenvolvimento embrionário: fecundação, segmentação, gastrulação, formação dos folhetos e anexos embrionários e neurulação. No Capítulo 3, tratamos dos aspectos do desenvolvimento embrionário e fetal por meio da abordagem do período embrionário, do período fetal, da fertilização *in vitro*, da suplementação durante a gravidez e dos teratógenos.

Por sua vez, nos capítulos finais desta obra, versamos sobre a histologia. No Capítulo 4, analisamos o tecido epitelial de revestimento e suas características, suas funções, suas propriedades, sua classificação, sua nutrição e sua renovação, além do epitélio glandular (glândulas exócrinas, endócrinas e mistas). No Capítulo 5, explicamos o tecido conjuntivo e sua origem embrionária, suas características gerais, sua constituição e sua classificação (tecido conjuntivo propriamente dito, tecido conjuntivo com propriedades especiais, tecido adiposo, tecido cartilaginoso e tecido ósseo). Por fim, no Capítulo 6, tratamos do tecido muscular e do tecido nervoso.

Em cada capítulo, apresentamos estudos de caso, exercícios de revisão dos conceitos trabalhados, exercícios de reflexão e indicações de leituras complementares.

Desejamos que os temas abordados possam contribuir para ampliar seu conhecimento em embriologia e histologia e que possam fornecer os elementos necessários para compreender o desenvolvimento embrionário e a histologia dos seres humanos.

Boa leitura!

Como aproveitar ao máximo este livro

Empregamos nesta obra recursos que visam enriquecer seu aprendizado, facilitar a compreensão dos conteúdos e tornar a leitura mais dinâmica. Conheça a seguir cada uma dessas ferramentas e saiba como elas estão distribuídas no decorrer deste livro para bem aproveitá-las.

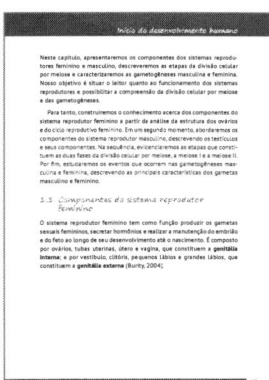

Introdução do capítulo
Logo na abertura do capítulo, informamos os temas de estudo e os objetivos de aprendizagem que serão nele abrangidos, fazendo considerações preliminares sobre as temáticas em foco.

Estudo de caso
Nesta seção, relatamos situações reais ou fictícias que articulam a perspectiva teórica e o contexto prático da área de conhecimento ou do campo profissional em foco com o propósito de levá-lo a analisar tais problemáticas e a buscar soluções.

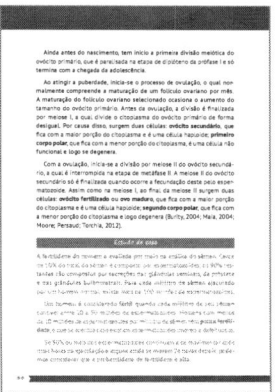

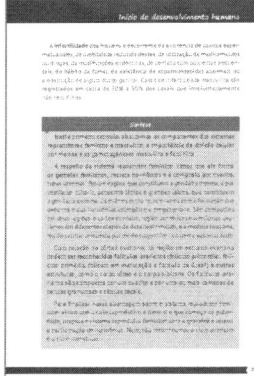

Síntese

Ao final de cada capítulo, relacionamos as principais informações nele abordadas a fim de que você avalie as conclusões a que chegou, confirmando-as ou redefinindo-as.

Atividades de autoavaliação

Apresentamos estas questões objetivas para que você verifique o grau de assimilação dos conceitos examinados, motivando-se a progredir em seus estudos.

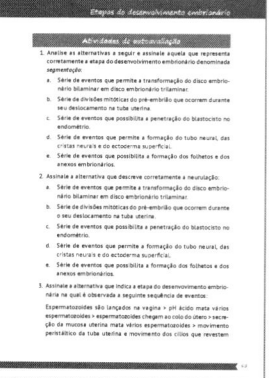

Atividades de aprendizagem

Aqui apresentamos questões que aproximam conhecimentos teóricos e práticos a fim de que você analise criticamente determinado assunto.

Para saber mais

Sugerimos a leitura de diferentes conteúdos digitais e impressos para que você aprofunde sua aprendizagem e siga buscando conhecimento.

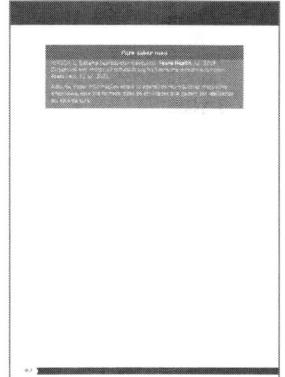

Bibliografia comentada

Nesta seção, comentamos algumas obras de referência para o estudo dos temas examinados ao longo do livro.

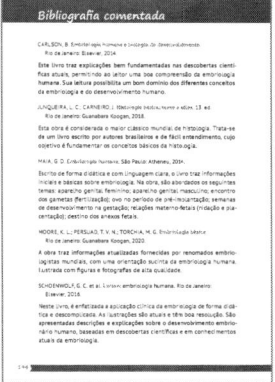

Capítulo 1

Início do desenvolvimento humano

Rodrigo Santiago Godefroid

Início do desenvolvimento humano

Neste capítulo, apresentaremos os componentes dos sistemas reprodutores feminino e masculino, descreveremos as etapas da divisão celular por meiose e caracterizaremos as gametogêneses masculina e feminina. Nosso objetivo é situar o leitor quanto ao funcionamento dos sistemas reprodutores e possibilitar a compreensão da divisão celular por meiose e das gametogêneses.

Para tanto, construiremos o conhecimento acerca dos componentes do sistema reprodutor feminino a partir da análise da estrutura dos ovários e do ciclo reprodutivo feminino. Em um segundo momento, abordaremos os componentes do sistema reprodutor masculino, descrevendo os testículos e seus componentes. Na sequência, evidenciaremos as etapas que constituem as duas fases da divisão celular por meiose, a meiose I e a meiose II. Por fim, estudaremos os eventos que ocorrem nas gametogêneses masculina e feminina, descrevendo as principais características dos gametas masculino e feminino.

1.1 Componentes do sistema reprodutor feminino

O sistema reprodutor feminino tem como função produzir os gametas sexuais femininos, secretar hormônios e realizar a manutenção do embrião e do feto ao longo de seu desenvolvimento até o nascimento. É composto por ovários, tubas uterinas, útero e vagina, que constituem a **genitália interna**; e por vestíbulo, clitóris, pequenos lábios e grandes lábios, que constituem a **genitália externa** (Burity, 2004).

Figura 1.1 – Sistema reprodutor feminino

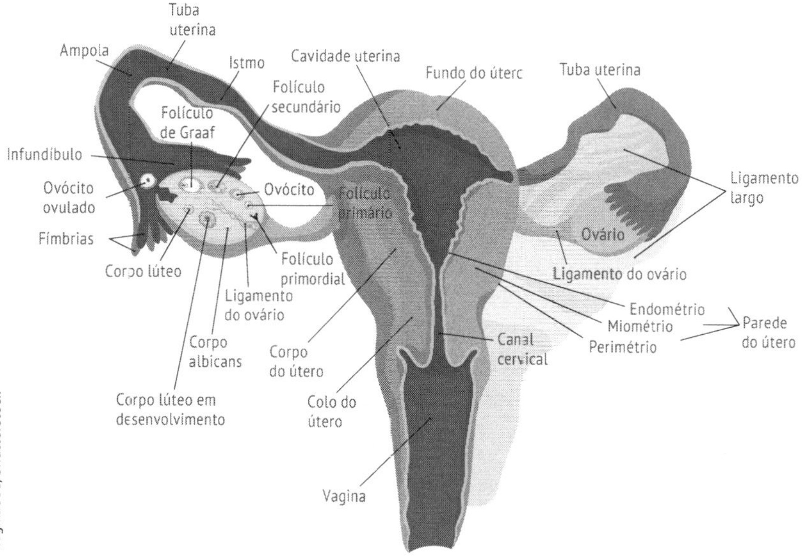

logika600/Shutterstock

1.1.1 Ovários

Os ovários são as gônadas femininas. São órgãos pares e estão relacionados com a formação dos ovócitos (gametas femininos ou óvulos) e dos hormônios estrogênio e progesterona.

Segundo Eynard, Valentich e Rovasio (2011), a análise histológica dos ovários permite o reconhecimento de duas regiões. A primeira é o córtex ovariano, representado pela região periférica do ovário e com a presença de folículos ovarianos em diferentes etapas de desenvolvimento. A segunda é representada pela medula ovariana, a região central do ovário composta por tecido conjuntivo altamente vascularizado.

CÓRTEX OVARIANO

O ovário é revestido pelo epitélio ou mesotélio ovariano, posicionado sobre a membrana basal. Abaixo dele existe a túnica albugínea ovariana, formada por tecido conjuntivo denso e que confere coloração branca ao ovário. Mais profundamente, pode ser reconhecido o estroma cortical ovariano, composto por tecido conjuntivo rico em células fibroblastos, fibras colágenas e fibras reticulares. Além disso, no estroma ovariano podem ser reconhecidos folículos ovarianos com estrutura e tamanhos diferentes (folículo primordial, folículo primário, folículo em maturação e folículo de Graaf) e outras estruturas, como o corpo lúteo e o corpo albicans. Estruturalmente, um folículo ovariano apresenta o ovócito e uma ou mais camadas de células granulosas e células tecais (Eynard; Valentich; Rovasio, 2011).

Figura 1.2 – Corte histológico do ovário da coelha

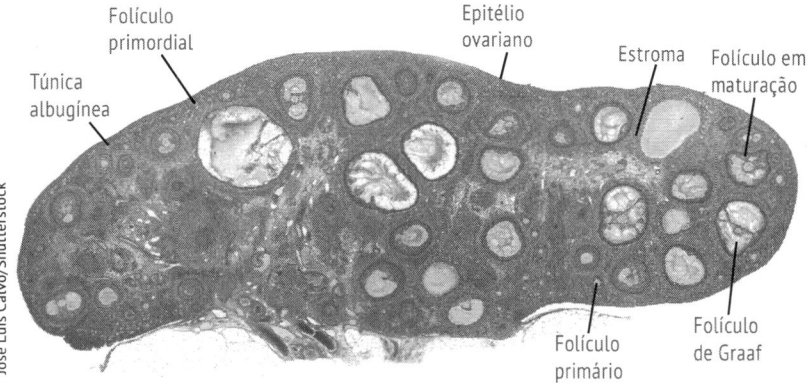

O **folículo primordial** pode ser observado na área mais externa do córtex ovariano; é abundante e composto por um ovócito primário e por uma camada de células granulosas achatadas. O **folículo primário**, primeiro estágio dos folículos em maturação, difere do primordial por apresentar um ovócito primário e uma camada de células granulosas cúbicas.

Os **demais estágios dos folículos em maturação** têm um ovócito e mais de uma camada de células granulosas. Em determinado momento, passam a apresentar zona pelúcida que envolve o ovócito. Na etapa final da maturação, em razão da secreção de líquido folicular pelo ovócito, surge o antro, cujas células que o envolvem são denominadas *células cúmulo* ou *cumulus oophorus*.

O **folículo de Graaf** é maior do que os demais. Apresenta uma região denominada *antro*, na qual existe muito líquido folicular. O ovócito é liberado das células granulosas e é envolto pela zona pelúcida e pela corona radiata (Moore; Persaud; Torchia, 2012).

O corpo lúteo surge depois da ovulação, processo em que ocorre a liberação do ovócito e do líquido folicular e em que a zona de ruptura é fechada por um coágulo de fibrina. Nesse momento, as células granulosas e a teca interna sofrem alterações e formam o corpo lúteo, responsável pela síntese e pela secreção dos hormônios esteroides progesterona e estrógeno. O desenvolvimento e o tamanho do corpo lúteo estão relacionados com a ocorrência ou não da fecundação. Quando acontece a fecundação, o corpo lúteo cresce em razão da ação do hormônio gonadotrofina coriônica humana (hCG) ao longo das 20 primeiras semanas de gestação. Quando não ocorre a fecundação, o corpo lúteo se degenera e se transforma em corpo albicans (Eynard; Valentich; Rovasio, 2011; Moore; Persaud; Torchia, 2012).

MEDULA OVARIANA

Representa a parte do ovário que é central e composta por tecido conjuntivo frouxo, com vasos sanguíneos e linfáticos e também nervos (Eynard; Valentich; Rovasio, 2011).

1.1.2 Ciclo reprodutivo feminino

O ciclo reprodutivo feminino é mensal. Inicia-se na puberdade, visa à preparação do sistema reprodutor feminino para a gravidez e tem a participação de hipotálamo, glândula hipófise, ovários, útero, tubas uterinas, vagina e glândulas mamárias. Requer a participação de hormônios, e nesse ciclo podem ser reconhecidos o **ciclo ovariano** e o **ciclo menstrual**.

Logo, o ciclo reprodutivo feminino é regulado pela ação de diferentes hormônios, produzidos no hipotálamo, na hipófise e no corpo lúteo. O hormônio de liberação da gonadotrofina (GnRH), secretado pelo hipotálamo, regula a atividade secretora da hipófise. Os hormônios gonadotróficos – folículo estimulante (FSH) e luteinizante (LH) –, secretados pela hipófise, agem sobre os ovários, promovendo o crescimento dos ovócitos e estimulando a ovulação (liberação do ovócito). Além disso, esses hormônios atuam como fator estimulante para a síntese de hormônios esteroides (estrogênio e progesterona) pelas células granulosas dos folículos ovarianos (Garcia; Fernández, 2001).

O FSH e o LH agem nos primeiros dias do ciclo reprodutivo feminino e suas concentrações vão aumentando leve e moderadamente. Contudo, o aumento da concentração de FSH é ligeiramente maior do que o de LH e o precede em alguns dias. O FSH e o LH, especialmente o primeiro, dão início ao crescimento acelerado dos folículos ovarianos no começo do ciclo, o qual continua até o estágio de antro. Em cada ciclo, o FSH estimula o crescimento acelerado de 5 a 12 folículos ovarianos.

O crescimento acelerado dos folículos ovarianos acontece pela ação de fatores como a secreção de estrogênio pelo folículo ovariano, fazendo com que as células granulosas sintetizem quantidades cada vez maiores de FSH, provocando um efeito de *feedback* positivo, uma vez que isso torna as células granulosas ainda mais sensíveis ao FSH.

O FSH secretado pela hipófise e os estrogênios se combinam, promovendo receptores de LH nas células originais granulosas e permitindo que ocorra a estimulação pelo LH, o que ocasiona o aumento ainda mais rápido da secreção folicular. A elevada secreção de estrogênio estimula o aumento da secreção de LH da hipófise, que causa a multiplicação das células tecais, a etapa final do desenvolvimento folicular chamado de *maturação*. A ovulação ocorre em um pico desse hormônio.

Ao se passar uma semana ou mais de crescimento, porém antes da ovulação, um dos folículos ovarianos começa a crescer de forma mais acelerada do que os demais. Estes involuem em virtude do processo denominado *atresia*, que ocorre pela ação de outro processo ainda desconhecido.

Figura 1.3 – Ação hormonal no ciclo menstrual feminino

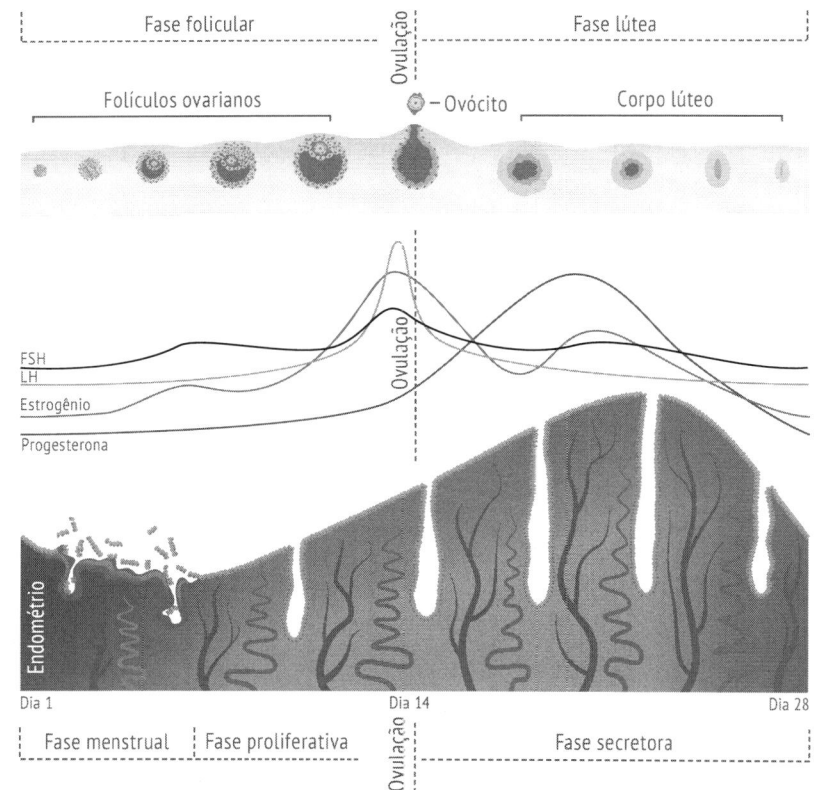

CICLO OVARIANO

É representado por mudanças cíclicas nos ovários, estimuladas pelos hormônios FSH e LH, representadas pela maturação dos folículos ovarianos, pela ovulação e pela formação do corpo lúteo. Como vimos anteriormente, em cada ciclo ovariano o FSH estimula o desenvolvimento de muitos folículos primordiais em folículos primários (de 5 a 12), contudo, normalmente apenas um destes é selecionado para completar o processo de maturação, rompendo a superfície do ovário e liberando o ovócito. Vejamos a figura a seguir.

Figura 1.4 — Etapas do ciclo ovariano

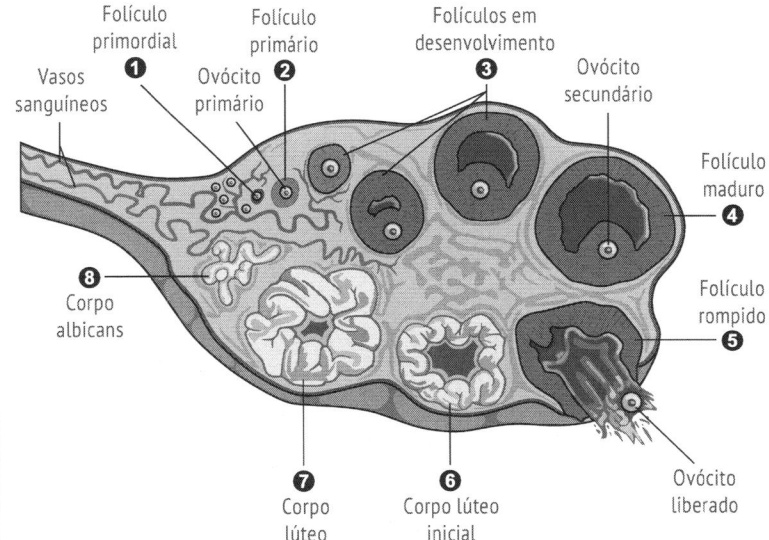

O crescimento do folículo primário acarreta a organização do estroma adjacente (tecido conjuntivo), originando a teca folicular, que se diferencia em teca interna e teca externa. A **teca folicular interna** é vascularizada e tem glândulas, e a **teca folicular externa** é similar a uma cápsula. As células granulosas sofrem várias divisões mitóticas, formando uma camada estratificada ao redor do ovócito. O folículo ovariano assume forma oval, e o ovócito, em razão do maior aumento na quantidade de células granulosas em um dos lados, assume uma posição mais excêntrica. Em seguida, fluido folicular é depositado entre as células granulosas e surge uma cavidade denominada *antro*.

Figura 1.5 — Maturação dos folículos ovarianos

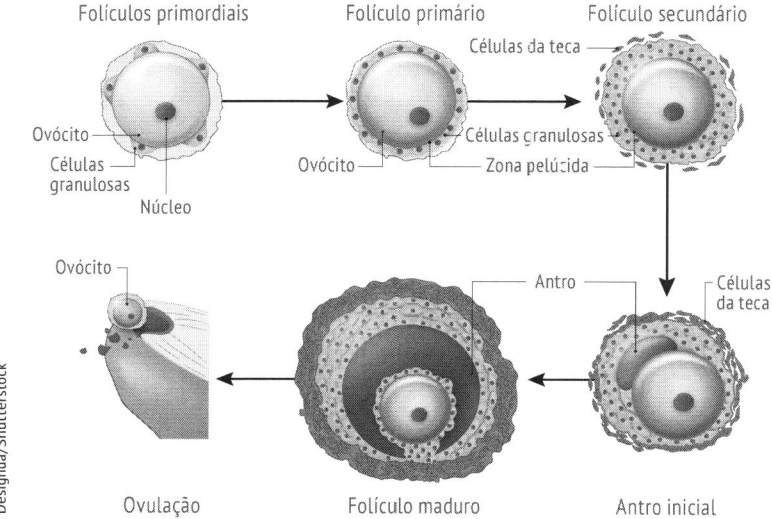

Após a formação do antro, o folículo ovariano passa a ser designado *folículo secundário ou vesicular*. O ovócito primário é deslocado para um dos lados do folículo e é rodeado por células granulosas, que passam a compor o *cumulus oophorus*. O folículo secundário continua seu crescimento até o ponto de formar uma saliência no ovário e se transforma em folículo maduro ou de Graaf.

Os primeiros momentos de maturação dos folículos ovarianos são estimulados pelo hormônio FSH, contudo, para que as etapas finais de maturação ocorram, a participação do hormônio LH é requerida.

Ao redor do décimo quarto dia do ciclo menstrual médio de 28 dias, por causa da ação dos hormônios FSH e LH, o folículo ovariano cresce e forma uma saliência no ovário, no qual surge uma mancha denominada *estigma*. Antes da ovulação, o ovócito secundário e parte do *cumulus oophorus* se desprendem do folículo ovariano.

Cerca de 12 a 24 horas depois que é registrado um pico do hormônio LH, com o rompimento do estigma e a liberação do ovócito secundário e do fluido folicular, ocorre a ovulação. O ovócito secundário liberado é margeado pela zona pelúcida, pela corona radiata e por uma camada de *cumulus oophorus*. A partir desse momento, duas situações podem ocorrer: se acontecer a fecundação ou a fertilização do ovócito secundário, o corpo lúteo cresce e não degenera, em virtude da ação do hormônio gonadotrofina coriônica humana (hCG) nas 20 primeiras semanas de gestação; se não ocorrer fecundação ou fertilização, o corpo lúteo degenera e se transforma em corpo albicans (de 10 a 12 dias após a ovulação). Os níveis de estrógeno e progesterona caem, e o endométrio entra na fase isquêmica, tendo início a menstruação (Moore; Persaud; Torchia, 2012).

CICLO MENSTRUAL

É representado por uma série de mudanças no endométrio de uma mulher não grávida, causadas pela ação dos hormônios estrógeno e progesterona. Nesse período, o ovócito amadurece e ocorrem a ovulação e a entrada do ovócito na tuba uterina. Em média, o ciclo menstrual dura 28 dias; o primeiro dia é marcado pelo início do fluxo menstrual e compreende três fases: fase menstrual, fase proliferativa e fase secretora (Moore; Persaud; Torchia, 2012).

A **fase menstrual** tem início no primeiro dia da menstruação e dura entre 4 e 5 dias. Nela, a camada funcional da parede do útero (endométrio) é descamada e eliminada pelo fluxo menstrual. Logo, o fluxo menstrual eliminado pela vagina é composto de sangue misturado com pedaços do endométrio.

A **fase proliferativa** dura aproximadamente 9 dias. Nela, é observado o crescimento dos folículos ovarianos. O controle dessa fase é feito pelo hormônio estrógeno secretado pelos folículos ovarianos. A fase inicia-se com a reconstituição do epitélio que recobre o endométrio. Ao longo do processo, é possível verificar o aumento numérico e em comprimento das glândulas endometriais e o alongamento das artérias espiraladas, alterações que fazem com que o endométrio dobre ou triplique sua espessura e seu teor de água.

Por fim, a **fase secretora** dura cerca de 13 dias. Nela, é observada a formação, o funcionamento e o crescimento do corpo lúteo, responsável pela secreção do hormônio progesterona, que estimula a secreção de material rico em glicogênio pelas glândulas endometriais. Estas ficam mais largas, retorcidas e assumem forma semelhante a sacos.

A progesterona e o estrógeno secretados pelo corpo lúteo tornam o endométrio mais espesso.

Se acontece a fertilização ou a fecundação, essa fase é seguida por: clivagem do zigoto; formação do blastocisto; implantação do blastocisto no endométrio, ao redor do vigésimo dia do ciclo; produção de HCG, que mantém a secreção de estrógeno e progesterona pelo corpo lúteo. Não ocorre a menstruação.

Se não acontece a fertilização ou a fecundação, o corpo lúteo se degenera, a concentração de estrógeno e progesterona caem, o endométrio entra na fase isquêmica e ocorre a menstruação. A fase isquêmica é marcada pela diminuição do suprimento de sangue causada pela constrição das artérias, tornando o endométrio mais branco. A constrição das artérias decorre da redução da secreção, principalmente da progesterona, por causa da degeneração do corpo lúteo. A interrupção da secreção hormonal, além de acarretar a constrição das artérias, também paralisa a secreção glandular e causa perda de fluido intersticial e retração do endométrio.

1.2 Componentes do sistema reprodutor masculino

O sistema reprodutor masculino é composto pelos testículos, cuja função é produzir os espermatozoides e testosterona, que, além de contribuir para a espermatogênese, têm papel primordial para o desenvolvimento das características sexuais secundárias; pelo sistema de túbulos excretores, cuja função é armazenar os espermatozoides e conduzi-los até o exterior; pelas glândulas anexas, que produzem o líquido seminal; e pelo pênis.

1.2.1 Testículos

São estruturas pares localizadas no escroto, com fina parede formada por pele, de musculatura lisa e tecido subcutâneo. O posicionamento dos testículos no escroto faz com que mantenham sua temperatura abaixo da temperatura corporal, o que é fundamental para a fertilidade. A função dos testículos está relacionada com a produção dos espermatozoides (gametas masculinos) e de hormônios esteroides, os androgênios, cujo principal representante é a testosterona (Burity, 2004; Maia, 2004; Eynard; Valentich; Rovasio, 2011).

Figura 1.6 – Sistema reprodutor masculino

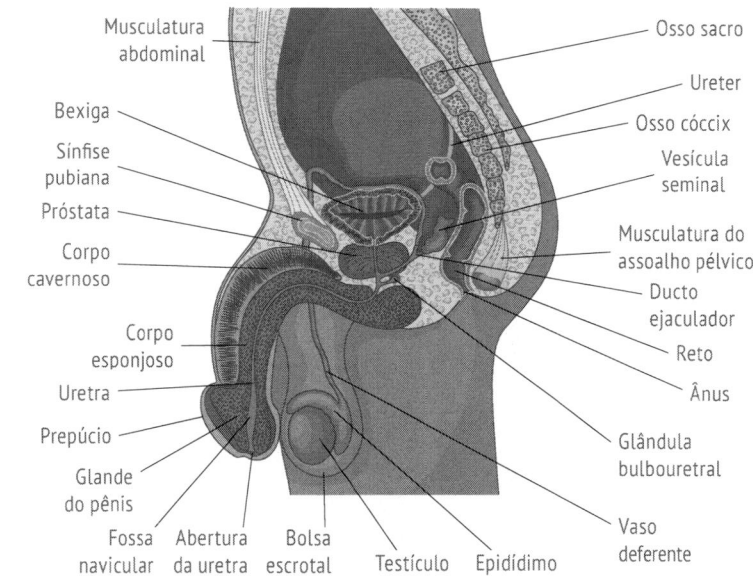

Cada testículo é revestido por uma camada de tecido conjuntivo denso denominada *túnica albugínea*. Internamente, a região conhecida como *túnica vascular* é muito vascularizada e inervada. Externamente, a túnica albugínea é mais espessa e constitui o mediastino testicular ou corpo de Highmore, por meio do qual partem septos de tecido conjuntivo que dividem o testículo em lóbulos (Eynard; Valentich; Rovasio, 2011).

No interior de cada lóbulo, existe entre uma e quatro estruturas espiraladas chamadas *túbulos seminíferos*, com função de produzir espermatozoides e células de Leydig, estas produtoras e secretoras de testosterona. Nos adultos, o túbulo seminífero é composto por um epitélio de revestimento estratificado que se encontra apoiado sobre a membrana basal. Nesse epitélio de revestimento, são reconhecidas duas formas de células: as células de Sertoli, com função trófica e de sustentação, e as células germinativas, que formam os espermatozoides. Os túbulos seminíferos terminam em uma região retilínea denominada *túbulos retos*, os quais se anastomosam e desembocam na rete testis, formando a primeira parte do sistema excretor (Eynard; Valentich; Rovasio, 2011).

Figura 1.7 – Testículo

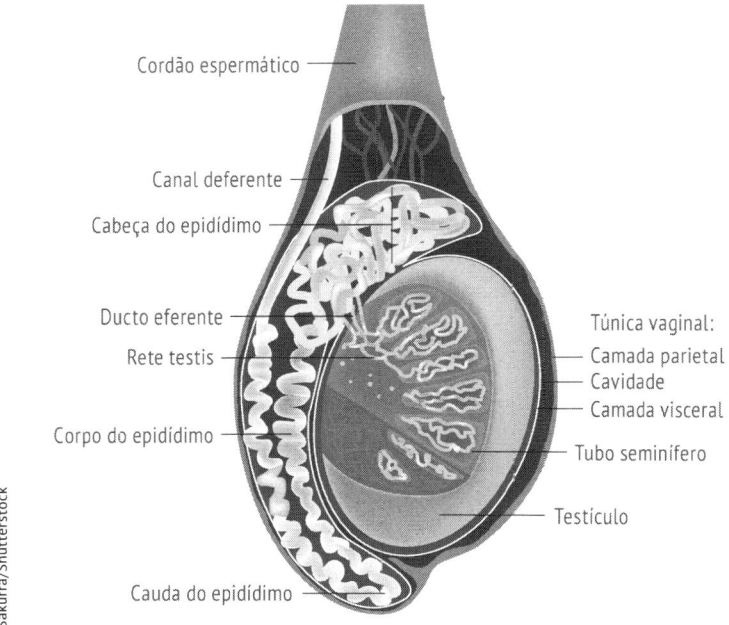

1.2.2 Sistema de túbulos excretores

Os túbulos retos apresentam um epitélio de revestimento simples, composto por células semelhantes às células de Sertoli. Ao entrarem no mediastino testicular, originam um sistema de espaços cavernosos revestidos por tecido epitelial cúbico, estratificado ou simples, denominado *rete testis*.

Os espermatozoides maduros se desprendem das células de Sertoli e ficam armazenados no lúmen dos túbulos seminíferos, a partir dos quais se dirigem para os túbulos retos, para a rete testis, para os canais eferentes e, finalmente, chegam ao epidídimo.

Da rete testis, partem os canais eferentes, que, depois de atravessarem a túnica albugínea, anastomosam-se, formando estruturas cônicas, unidas por tecido conjuntivo e que acabam constituindo a primeira parte do epidídimo. O epidídimo, por sua vez, é uma estrutura par, com forma de meia lua, situada na região superior do testículo, com três regiões (cabeça, o corpo e cauda); tem continuidade com o canal deferente.

Os canais eferentes e o epidídimo têm como funções transportar os espermatozoides, reabsorver o líquido vindo dos túbulos seminíferos, fagocitar restos de células descartadas durante a espermatogênese, induzir a capacitação dos espermatozoides, armazenar espermatozoides maduros por um período de cinco a sete dias e, posteriormente, eliminá-los.

O canal deferente é uma estrutura par e reta, que surge da cauda do epidídimo. Sua região posterior encontra-se unida ao canal vindo da vesícula seminal e forma o canal ejaculador, que se direciona e desemboca na uretra prostática.

1.2.3 Glândulas anexas

No sistema reprodutor masculino, são reconhecidas as seguintes glândulas anexas: vesículas seminais, próstata e glândulas bulbouretrais.

As **vesículas seminais** são glândulas cujo produto de secreção é viscoso, amarelo e possui substâncias responsáveis pela ativação dos espermatozoides.

A **próstata** é um conjunto de glândulas posicionado abaixo da bexiga, anterior ao reto. Seu produto de secreção só é liberado no momento da ejaculação e, em conjunto com os produtos de secreção liberados pelas vesículas seminais e pelas glândulas bulbouretrais, forma o sêmen, líquido esbranquiçado composto por enzimas, açúcares, pigmentos e ácido cítrico, utilizado na nutrição e na mobilidade dos espermatozoides, bem como para neutralizar a acidez vaginal.

Por fim, as **glândulas bulbouretrais** estão posicionadas perto da base do corpo esponjoso do pênis. Seus canais se unem à uretra membranosa; seu produto de secreção mucoso é claro e atua como lubrificante.

1.2.4 Pênis

O pênis é o órgão copulador masculino, formado por três camadas de tecido erétil, uretra e pele. As duas camadas mais externas de tecido erétil são chamadas de *corpos cavernosos*, e a camada interna, de *corpo esponjoso*, que envolve a uretra peniana e forma a glande.

1.3 Importância da meiose

A meiose é um tipo de divisão celular realizada por células germinativas diploides, que contam com o número total de cromossomos. Esse processo tem como objetivo originar os gametas haploides (espermatozoide e ovócito), que contêm a metade do número de cromossomos.

A meiose é composta por duas divisões celulares: meiose I e meiose II (Hib; Robertis Jr., 2006).

Figura 1.8 – Etapas da divisão celular por meiose

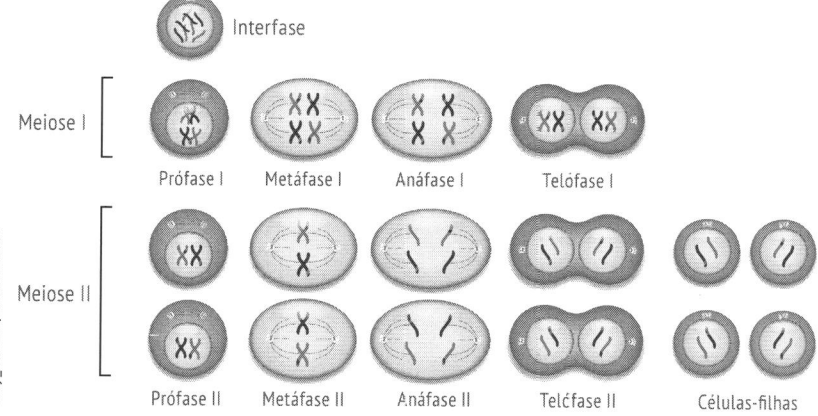

1.3.1 Meiose I

Essa fase constitui-se em uma divisão celular reducional, pois, caracteristicamente, de uma célula-mãe inicial diploide (2n) são originadas células-filhas haploides (n), denominadas *gametas* (espermatozoide e ovócito).

Início do desenvolvimento humano

Cada célula fica com apenas um cromossomo homólogo de cada par cromossômico (23), distribuídos de forma aleatória.

Damos o nome de *cromossomos homólogos* ao par de cromossomos compostos por um cromossomo de origem materna e outro de origem paterna. Nos seres humanos, por exemplo, todas as células somáticas são diploides (2n), com 23 pares de cromossomos herdados da mãe e 23 herdados do pai. Tais células, para expressar as características genéticas, precisam que os cromossomos atuem aos pares com que apresentam homologia. Dessa forma, cada célula do corpo, exceto os gametas, tem 46 cromossomos e é originada pela divisão equacional mitose.

A divisão celular por meiose I é dividida nas etapas prófase I, metáfase I, anáfase I e telófase I.

Na **prófase I**, ocorre a recombinação genética, fundamental para a diversidade e a variabilidade genética da população. Nessa etapa, temos cinco fases:

1. leptóteno: caracterizada pela presença de cromossomos homólogos após concluída sua espiralização, os quais se tornam visíveis;
2. zigóteno: alinhamento dos cromossomos homólogos e formação de pares;
3. paquíteno: encurtamento, espessamento e aproximação dos cromossomos homólogos que formam as tétrades;
4. diplóteno: início da separação dos cromossomos homólogos; pode acontecer a troca de segmentos das cromátides dos cromossomos homólogos, chamada de *permutação* ou *crossing-over*;
5. diacinese: início do deslocamento dos cromossomos homólogos para a região equatorial (mediana) da célula.

Na **metáfase I**, acontece o agrupamento das tétrades no equador da célula e a formação da placa metafásica.

Na anáfase I, ocorrem a separação e a migração dos cromossomos homólogos para polos opostos da célula. Inicia-se o processo de citocinese, divisão do citoplasma.

Por fim, na **telófase I**, os cromossomos homólogos terminam seu deslocamento para polos opostos da célula, a citocinese é finalizada e são formadas duas células-filhas haploides, com a metade do número de cromossomos cada.

1.3.2 Meiose II

Normalmente, é uma divisão celular equacional, pois acontece o aumento do número de células haploides formadas na meiose I. A meiose II tem início depois de um breve período de interfase, no qual não ocorre a duplicação dos cromossomos, mas a formação de um novo fuso mitótico e a duplicação da proteína cinetócoro, que passa a ocorrer em cada cromátide-irmã dos cromossomos. Logo, não temos a divisão de cromossomos homólogos, mas a divisão das cromátides-irmãs de cada cromossomo homólogo. Com isso, não há redução do número de cromossomos e as células continuam haploides, caracterizando uma divisão celular equacional.

A divisão celular por meiose II é dividida nas etapas prófase II, metáfase II, anáfase II e telófase II.

Na **prófase II**, os centríolos são duplicados, o fuso mitótico é formado, o envelope nuclear é destruído e os cromossomos são liberados no citoplasma da célula.

Na **metáfase II**, os cromossomos são agrupados no equador da célula e ocorre a formação da placa metafásica.

Na **anáfase II**, as cromátides-irmãs de cada cromossomo são separadas e começam a se deslocar para polos opostos da célula. Também se inicia a citocinese.

Para finalizar, na **telófase II**, as cromátides-irmãs terminam seu deslocamento para polos opostos da célula, um novo envelope nuclear é formado ao redor de cada grupo de cromátides-irmãs, a citocinese é finalizada e surgem duas novas células haploides para cada uma das duas células que iniciaram a meiose II.

Portanto, podemos dizer que a divisão celular por meiose é importante por três motivos:

1. permite que o número de cromossomos seja mantido constante ao longo das diferentes gerações;
2. possibilita que os cromossomos paternos e maternos sejam distribuídos ao acaso entre os gametas;
3. promove a recombinação do material genético durante a permutação ou o *crossing-over*.

1.4 Gametogênese masculina

Também conhecida como *espermatogênese*, pode ser definida como uma série de eventos que permite a transformação das células germinativas masculinas em espermatozoides. Esse processo tem início na puberdade e continua durante toda a vida sexual do homem. Ocorre no interior dos túbulos seminíferos, de acordo com as etapas que descreveremos a seguir (Moore; Persaud; Torchia, 2012).

Ao atingir a puberdade, as células diploides espermatogônias, derivadas das células germinativas primitivas, são estimuladas a entrar em divisão celular por mitose, tornando-se mais numerosas. Podem ser reconhecidos dois tipos de espermatogônias: espermatogônias tipo A e espermatogônias tipo B. As primeiras são células-fonte, pois, enquanto algumas delas se dividem e permanecem como espermatogônias, outras sofrem diferenciação celular e originam as segundas, espermatogônias tipo B. Depois de sofrerem muitas divisões por mitose, as espermatogônias tipo B aumentam de tamanho e se transformam em espermatócitos primários ou de primeira ordem (Moore; Persaud; Torchia, 2012).

Os espermatócitos primários ou de primeira ordem são células grandes, diploides. Dão início ao processo de divisão meiótica com a meiose I, que, por ser reducional, origina duas células haploides menores, chamadas de *espermatócitos secundários* ou de *segunda ordem* (Burity, 2004; Maia, 2004; Moore; Persaud; Torchia, 2012).

Figura 1.9 – Gametogênese masculina (espermiogênese)

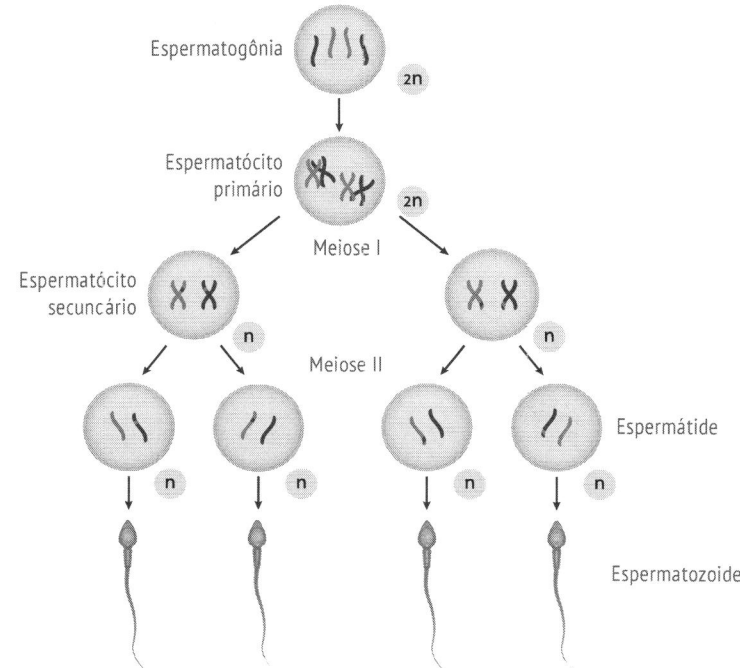

Cada uma das duas células – espermatócito secundário ou de segunda ordem – originadas ao final da meiose I realiza a meiose II, que, por ser equacional, ao seu final origina duas novas células haploides denominadas *espermátides*. Assim, ao final da meiose, cada espermatócito primário dá origem a quatro espermátides (Burity, 2004; Maia, 2004; Moore; Persaud; Torchia, 2012).

As espermátides não sofrem mais divisões celulares, mas passam por um processo de modificação celular chamado de *espermiogênese*, que as transforma em espermatozoides (Maia, 2004). Nesse processo, a cromatina de cada espermátide se condensa e a célula gradativamente perde material citoplasmático, tornando-se cada vez mais alongada. Seu aparelho golgiense forma a vesícula acrossômica, que origina o capuz acrossômico, ou acrossoma, na parte anterior do núcleo, o qual armazena as enzimas que serão utilizadas durante o processo de fertilização ou fecundação. No lado oposto do acrossoma, os microtúbulos polimerizam-se e formam o flagelo do espermatozoide. As mitocôndrias são agrupadas na peça intermediária do espermatozoide e formam a bainha mitocondrial (Burity, 2004; Maia, 2004; Moore; Persaud; Torchia, 2012).

Figura 1.10 – Espermiogênese

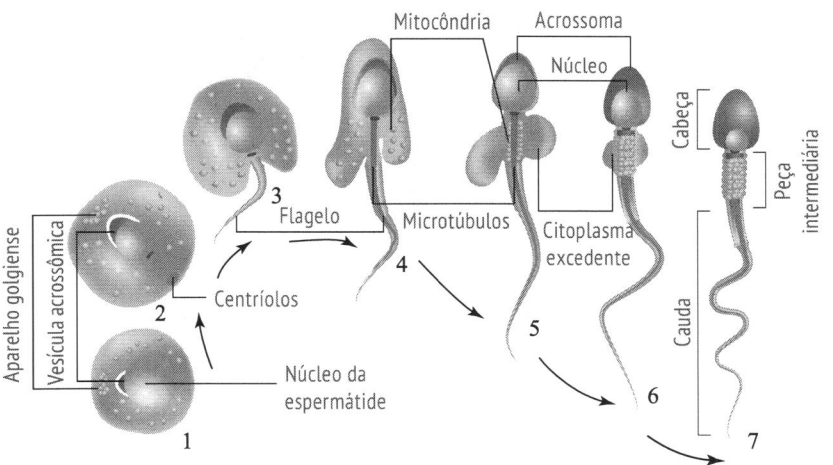

O espermatozoide maduro é composto de três partes: cabeça, pescoço e cauda. Na **cabeça**, é encontrado o núcleo haploide da célula, com cromatina na forma de heterocromatina, recoberto pelo acrossoma. O **pescoço** é curto, apresenta um centríolo na base, e, depois dele, é observada a peça intermediária, que constitui a primeira parte do flagelo, envolvendo a bainha mitocondrial. A **cauda** é formada pelo restante do flagelo, que é mais grosso na parte principal, na qual são observadas as bainhas fibrosas que atuam, junto aos microtúbulos, na movimentação do flagelo.

Figura 1.11 — Estrutura anatômica de um espermatozoide humano

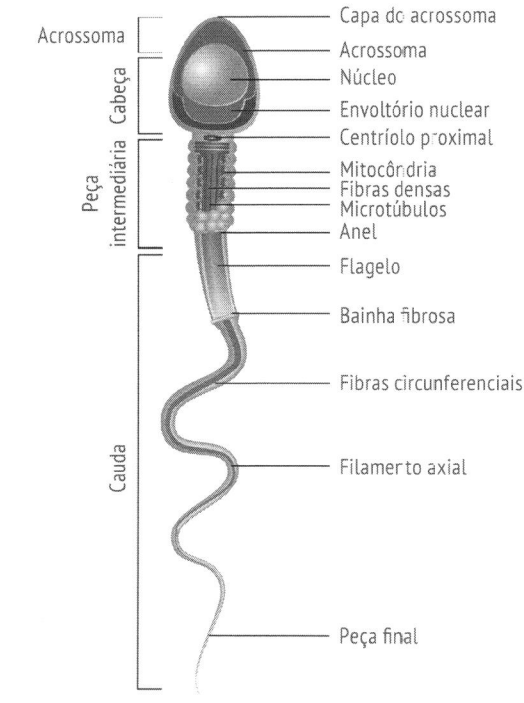

1.5 Gametogênese feminina

Também conhecida como *ovogênese*, pode ser definida como uma série de eventos que permite a transformação das células germinativas femininas em ovócitos. Ao contrário da espermatogênese, que se inicia apenas quando o indivíduo atinge a puberdade, a ovogênese tem seu início antes do nascimento e termina depois do fim da puberdade (Burity, 2004; Maia, 2004; Moore; Persaud; Torchia, 2012).

No período pré-natal, há o aumento do número de ovogônias por meio de divisões mitóticas. Ainda nesse período, as ovogônias aumentam de tamanho e originam os ovócitos primários, que, assim como as ovogônias, são células diploides. No momento em que o ovócito primário é originado,

Início do desenvolvimento humano

células do estroma ovariano o circundam e dão origem a uma camada única de células granulosas achatadas. O conjunto ovócito primário e células granulosas achatadas recebe o nome de *folículo primordial* (Burity, 2004; Maia, 2004; Moore; Persaud; Torchia, 2012).

O crescimento do folículo primordial, durante a puberdade, é acompanhado pela diferenciação das células granulosas – de achatadas passam a ter uma forma cúbica e, em seguida, colunar. Nesse momento, o folículo ovariano passa a ser chamado de *folículo primário*. Em seguida, o ovócito primário é evolvido pela zona pelúcida, composta por um material glicoproteico. No momento em que, em razão das divisões mitóticas, surge mais de uma camada de células granulosas que envolvem o ovócito primário, o folículo ovariano passa a ser chamado de *folículo secundário* ou *folículo em maturação* (Burity, 2004; Maia, 2004; Moore; Persaud; Torchia, 2012).

Figura 1.12 – Gametogênese feminina (ovogênese)

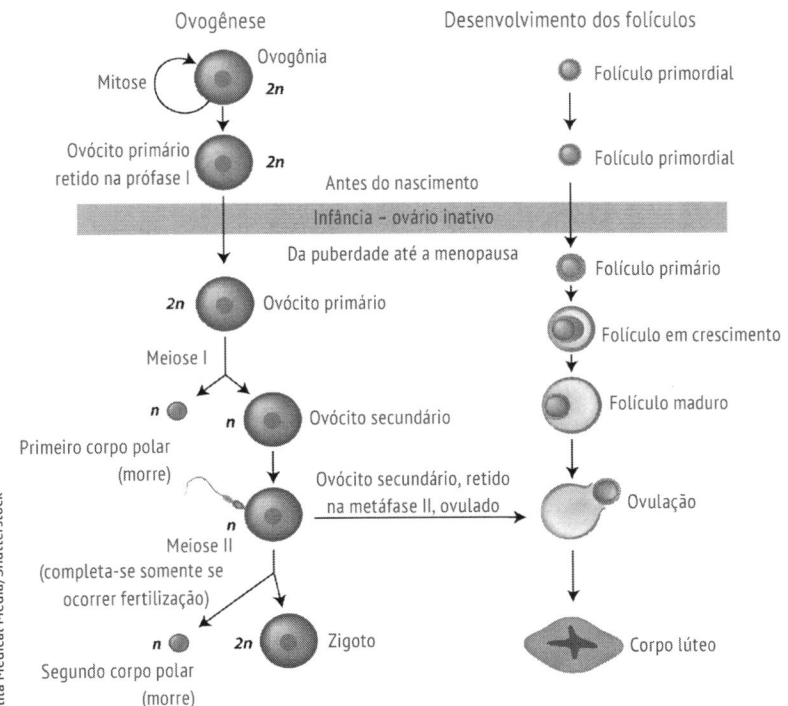

Ainda antes do nascimento, tem início a primeira divisão meiótica do ovócito primário, que é paralisada na etapa de diplóteno da prófase I e só termina com a chegada da adolescência.

Ao atingir a puberdade, inicia-se o processo de ovulação, o qual normalmente compreende a maturação de um folículo ovariano por mês. A maturação do folículo ovariano selecionado ocasiona o aumento do tamanho do ovócito primário. Antes da ovulação, a divisão é finalizada por meiose I, a qual divide o citoplasma do ovócito primário de forma desigual. Por causa disso, surgem duas células: **ovócito secundário**, que fica com a maior porção do citoplasma e é uma célula haploide; **primeiro corpo polar**, que fica com a menor porção do citoplasma, é uma célula não funcional e logo se degenera.

Com a ovulação, inicia-se a divisão por meiose II do ovócito secundário, a qual é interrompida na etapa de metáfase II. A meiose II do ovócito secundário só é finalizada quando ocorre a fecundação deste pelo espermatozoide. Assim como na meiose I, ao final da meiose II surgem duas células: **ovócito fertilizado** ou **ovo maduro**, que fica com a maior porção do citoplasma e é uma célula haploide; **segundo corpo polar**, que fica com a menor porção do citoplasma e logo degenera (Burity, 2004; Maia, 2004; Moore; Persaud; Torchia, 2012).

Estudo de caso

A fertilidade do homem é avaliada por meio da análise do sêmen. Cerca de 10% do total do sêmen é composto por espermatozoides; os 90% restantes são compostos por secreções das glândulas seminais, da próstata e das glândulas bulbouretrais. Para cada mililitro de sêmen ejaculado por um homem normal, existe mais de 100 milhões de espermatozoides.

Um homem é considerado **fértil** quando cada mililitro de seu sêmen contiver entre 20 e 50 milhões de espermatozoides. Homens com menos de 10 milhões de espermatozoides por mililitro de sêmen têm **pouca fertilidade**, o que se acentua caso existam espermatozoides imóveis e defeituosos.

Se 50% ou mais dos espermatozoides continuam a se movimentar após duas horas da ejaculação e alguns ainda se movem 24 horas depois, podemos considerar que a probabilidade de fertilidade é alta.

Início do desenvolvimento humano

A **infertilidade** dos homens é decorrente da existência de poucos espermatozoides, da mobilidade reduzida destes, da utilização de medicamentos ou drogas, de modificações endócrinas, do contato com poluentes ambientais, do hábito de fumar, da existência de espermatozoides anormais ou a obstrução de algum ducto genital. Casos de infertilidade masculina são registrados em cerca de 30% a 50% dos casais que involuntariamente não têm filhos.

Síntese

Neste primeiro capítulo, abordamos os componentes dos sistemas reprodutores feminino e masculino, a importância da divisão celular por meiose e as gametogêneses masculina e feminina.

A respeito do sistema reprodutor feminino, vimos que ele forma os gametas femininos, secreta hormônios e é composto por ovários, tubas uterinas, útero e vagina, que constituem a genitália interna, e por vestíbulo, clitóris, pequenos lábios e grandes lábios, que constituem a genitália externa. Os ovários estão relacionados com a formação dos ovócitos e dos hormônios estrogênio e progesterona. São compostos por duas regiões: o córtex ovariano, região periférica com folículos ovarianos em diferentes etapas de desenvolvimento, e a medula ovariana, região central composta por tecido conjuntivo ricamente vascularizado.

Com relação ao córtex ovariano, na região do estroma ovariano podem ser reconhecidos folículos ovarianos (folículo primordial, folículo primário, folículo em maturação e folículo de Graaf) e outras estruturas, como o corpo lúteo e o corpo albicans. Os folículos ovarianos são compostos por um ovócito e por uma ou mais camadas de células granulosas e células tecais.

Para finalizar nossa abordagem sobre o sistema reprodutor feminino, vimos que o ciclo reprodutivo é mensal e que começa na puberdade, prepara o sistema reprodutor feminino para a gravidez e requer a participação de hormônios. Nele, são reconhecidos o ciclo ovariano e o ciclo menstrual.

Em seguida, tratamos do sistema reprodutor masculino, composto por testículos, um sistema de túbulos excretores, glândulas anexas (vesículas seminais, próstata e glândulas bulbouretrais) e pênis. Os testículos estão relacionados com a produção dos espermatozoides e dos hormônios esteroides, como os androgênios, cujo principal representante é a testosterona.

Depois analisamos a divisão celular por meiose, realizada por células germinativas diploides com o objetivo de originar os gametas haploides (espermatozoide e ovócito). Esse tipo de divisão celular é dividido em meiose I e meiose II. A primeira é reducional, diminuindo o número de cromossomos da célula-mãe pela metade, e é dividida nas etapas prófase I, metáfase I, anáfase I e telófase I. Já a segunda é equacional, aumentando do número de células haploides formadas na meiose I, e é dividida nas etapas prófase II, metáfase II, anáfase II e telófase II.

Sobre a gametogênese masculina, também denominada de *espermatogênese*, vimos que é responsável pela transformação das células germinativas masculinas em espermatozoides. Inicia-se na puberdade e ocorre no interior dos túbulos seminíferos. A princípio, as células diploides espermatogônias aumentam em número por meio de divisões celulares por mitose. Em seguida, as espermatogônias tornam-se maiores e diferenciam-se em espermatócitos primários ou de primeira ordem. No passo seguinte, os espermatócitos primários ou de primeira ordem realizam meiose I e originam os espermatócitos secundários ou de segunda ordem. Nesse momento, cada espermatócito secundário ou de segunda ordem inicia o evento conhecido como *espermiogênese* e, ao final, transforma-se em espermatozoides.

A gametogênese feminina, também chamada de *ovogênese*, é responsável pela transformação das células germinativas femininas em ovócitos. Começa antes do nascimento e só termina depois do fim da puberdade. No período pré-natal, ocorre o aumento do número de ovogônias por meio de divisões mitóticas, as ovogônias aumentam de tamanho e originam os ovócitos primários, os quais são circundados por uma camada de células granulosas achatadas, constituindo o folículo primordial.

Início do desenvolvimento humano

Além disso, os ovócitos primários iniciam a meiose I, paralisada na etapa de diplóteno da prófase I e que só termina com a chegada da adolescência. Na puberdade, o ovócito primário aumenta de tamanho e termina a meiose I, originando o ovócito secundário e o primeiro corpo polar. Antes da ovulação, o ovócito secundário dá início à meiose II, interrompida na etapa de metáfase e que só é concluída após a fecundação, terminando com a formação do ovócito fertilizado ou ovo maduro e do segundo corpo polar.

Atividades de autoavaliação

1. Analise as proposições a seguir e assinale aquela que representa corretamente a função dos testículos:
    a. Produzir espermatozoides e hormônios esteroides.
    b. Transportar espermatozoides.
    c. Reabsorver o líquido vindo dos túbulos seminíferos.
    d. Induzir a capacitação dos espermatozoides.
    e. Nutrir e fornecer mobilidade aos espermatozoides.

2. A respeito de um aspecto importante da divisão celular por meiose:
    a. Permite que o número de cromossomos diminua ao longo das diferentes gerações.
    b. Possibilita que os cromossomos paternos e maternos sejam distribuídos ao acaso entre os gametas.
    c. Permite a distribuição ao acaso dos cromossomos maternos.
    d. Possibilita a recombinação do material genético durante a permutação ou *crossing-over*.
    e. Permite que o número de cromossomos aumente ao longo das diferentes gerações.

3. Assinale a proposição que apresenta a ordem correta dos eventos observados na espermatogênese:
   a. As espermátides se diferenciam em espermatozoides; as espermatogônias se diferenciam em espermatócitos primários; os espermatócitos primários se transformam em espermatócitos secundários; as espermatogônias sofrem mitoses; os espermatócitos secundários se transformam em espermátides.
   b. Os espermatócitos secundários se transformam em espermátides; as espermátides se diferenciam em espermatozoides; os espermatócitos primários se transformam em espermatócitos secundários; as espermatogônias sofrem mitoses; as espermatogônias se diferenciam em espermatócitos primários.
   c. Os espermatócitos primários se transformam em espermatócitos secundários; os espermatócitos secundários se transformam em espermátides; as espermátides se diferenciam em espermatozoides; as espermatogônias se diferenciam em espermatócitos primários; as espermatogônias sofrem mitoses.
   d. As espermatogônias sofrem mitoses; as espermatogônias se diferenciam em espermatócitos primários; os espermatócitos primários se transformam em espermatócitos secundários; os espermatócitos secundários se transformam em espermátides; as espermátides se diferenciam em espermatozoides.
   e. As espermatogônias se diferenciam em espermatócitos primários; as espermatogônias sofrem mitoses; os espermatócitos secundários se transformam em espermátides; as espermátides se diferenciam em espermatozoides; os espermatócitos primários se transformam em espermatócitos secundários.

4. Assinale a alternativa que apresenta corretamente o componente do sistema reprodutor feminino responsável pela formação dos ovócitos e dos hormônios estrogênio e progesterona:
   a. Ovário.
   b. Córtex ovariano.
   c. Medula ovariana.

d. Estroma ovariano.
   e. Folículo ovariano.
5. Sobre o folículo primário:
   a. Tem um ovócito primário e uma camada de células granulosas achatadas.
   b. Tem um ovócito primário e uma camada de células granulosas cúbicas.
   c. Tem um ovócito e mais de uma camada de células granulosas.
   d. Tem um ovócito, várias camadas de células granulosas e zona pelúcida.
   e. Tem um ovócito, várias camadas de células granulosas, zona pelúcida e antro.

Atividades de aprendizagem

QUESTÕES PARA REFLEXÃO

1. Descreva as duas regiões histológicas dos ovários.

2. Explique como é a ação dos hormônios de liberação da gonadotrofina (GnRH), folículo estimulante (FSH), luteinizante (LH), estrógeno e progesterona no ciclo reprodutivo feminino.

3. Quais diferenças podem ser observadas nos processos de gametogênese masculina e feminina?

ATIVIDADES APLICADAS: PRÁTICA

1. De que forma o reconhecimento dos diferentes estágios de maturação dos folículos ovarianos permite diagnosticar se uma mulher é fértil ou não?

> **Para saber mais**
>
> HIRSCH, L. Sistema reproductor masculino. **Teens Health**, jul. 2019. Disponível em: <https://kidshealth.org/es/teens/male-repro-esp.html>. Acesso em: 12 jul. 2021.
>
> Além de trazer informações sobre os aparelhos reprodutores masculino e feminino, este *site* fornece dicas de atividades que podem ser realizadas em sala de aula.

Capítulo 2

Etapas do desenvolvimento embrionário

Rodrigo Santiago Godefroid

Etapas do desenvolvimento embrionário

Neste capítulo, para compreendermos as etapas iniciais do desenvolvimento embrionário, abordaremos questões relacionadas a fecundação, segmentação, gastrulação, formação dos folhetos e anexos embrionários e neurulação.

Para isso, em um primeiro momento, apresentaremos os seguintes aspectos da fecundação: capacitação, reação do acrossoma, ativação do ovócito e fusão dos gametas. Depois, analisaremos os eventos que compreendem a segmentação ou clivagem até a blastulação, enfatizando os processos que permitem a implantação do blastocisto. Em seguida, caracterizaremos a gastrulação e continuaremos nossos estudos descrevendo o processo de formação dos folhetos e dos anexos embrionários.

Finalizaremos este capítulo com a análise dos eventos que caracterizam a etapa do desenvolvimento embrionário denominada *neurulação*, com a formação da placa neural e das pregas neurais.

2.1 Fecundação

Representada pela união do espermatozoide com o ovócito, ambos haploides com a metade do número de cromossomos (23). Normalmente, ocorre no terço distal da tuba uterina (Eynard; Valentich; Rovasio, 2011; Moore; Persaud; Torchia, 2012), resultando na formação da célula-ovo ou zigoto, que é diploide por ter o número total de cromossomos (46).

Nos mamíferos, a fecundação é composta pela passagem dos espermatozoides pela corona radiata, pela união do espermatozoide à zona pelúcida, pela passagem pela zona pelúcida, pela fusão da membrana do ovócito com a membrana do espermatozoide, pela penetração do espermatozoide no ovócito e pela descondensação e dispersão da cromatina do ovócito (Moore; Persaud; Torchia, 2012).

Figura 2.1 – Eventos relacionados à fecundação

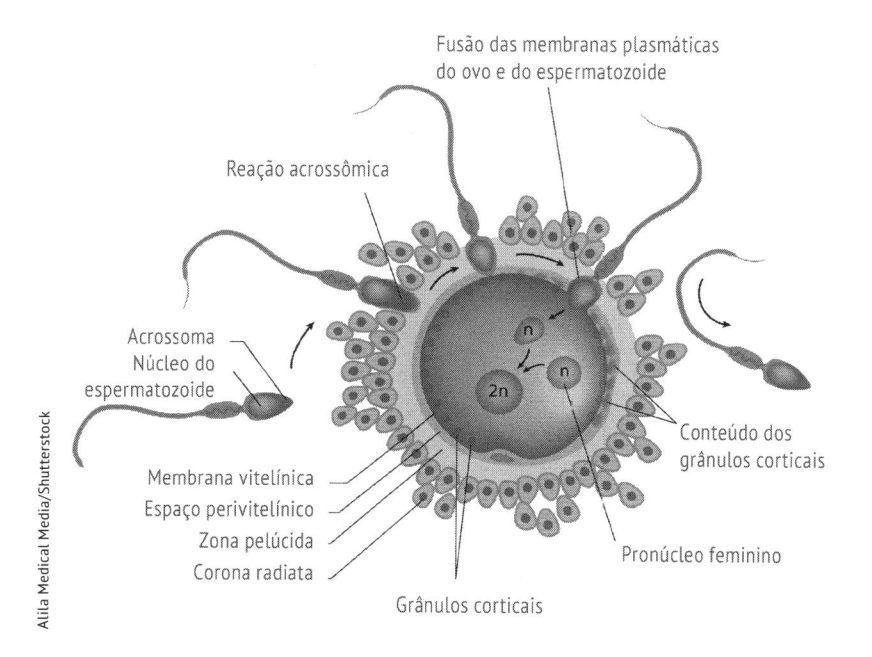

- Fusão das membranas plasmáticas do ovo e do espermatozoide
- Reação acrossômica
- Acrossoma
- Núcleo do espermatozoide
- Membrana vitelínica
- Espaço perivitelínico
- Zona pelúcida
- Corona radiata
- Grânulos corticais
- Conteúdo dos grânulos corticais
- Pronúcleo feminino

Alila Medical Media/Shutterstock

    O primeiro passo para que ocorra a fecundação é o lançamento dos espermatozoides na vagina, na qual o pH ácido provoca a morte de vários flagelos. Em seguida, os espermatozoides que conseguem sobreviver se locomovem e chegam ao colo do útero; novamente, em razão das secreções mucosas existentes no canal uterino, muitos espermatozoides são retidos e morrem. Ao entrarem na tuba uterina, os espermatozoides enfrentam outros obstáculos, o movimento peristáltico uterino e o movimento dos cílios do epitélio de revestimento da tuba uterina, que permitem a movimentação do ovócito até o útero.

    A passagem dos espermatozoides pela corona radiata decorre de seu movimento ativo e da ação de dispersão dos outros espermatozoides.

    A união espermatozoide e zona pelúcida acontece porque proteínas receptoras de membrana do espermatozoide se unem e reconhecem a glicoproteína ZP3, existente na zona pelúcida. Essa união desencadeia uma

Etapas do desenvolvimento embrionário

cascata de sinais que provocam a abertura de canais de cálcio da membrana do espermatozoide, provocando alterações na região do acrossoma denominadas *reação do acrossoma*. Esta é composta pela liberação das enzimas armazenadas no acrossoma que, por serem capazes de digerir a zona pelúcida, aproximam a cabeça do espermatozoide do ovócito. O espermatozoide permanece unido à zona pelúcida pela interação de proteínas existentes na membrana interna do acrossoma com a glicoproteína ZP2 da zona pelúcida.

No momento em que o espermatozoide tem contato com a membrana do ovócito, interage com receptores da membrana que ativam enzimas de fusão, acarretando a fusão da membrana do ovócito com a membrana do espermatozoide. Esse contato provoca alterações físico-químicas e elétricas na membrana do ovócito, impedindo que outros espermatozoides penetrem.

Figura 2.2 – Fecundação: penetração do espermatozoide no ovócito

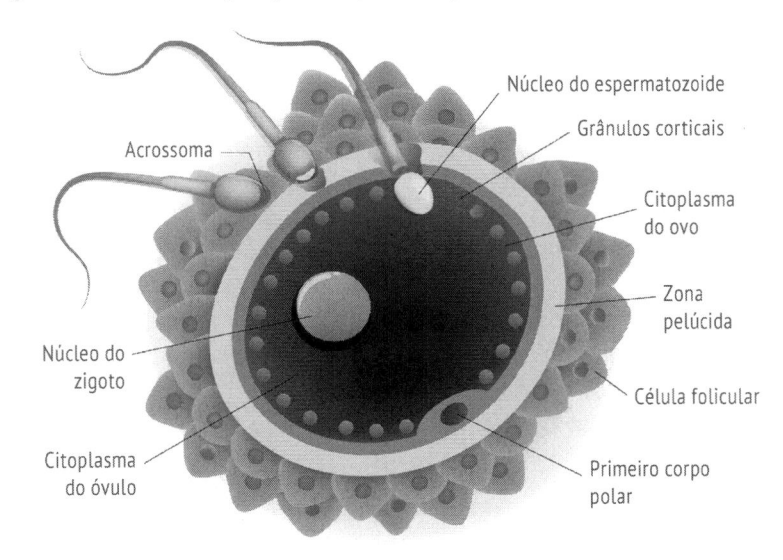

Com a penetração do espermatozoide no ovócito, a segunda meiose do ovócito é finalizada, o segundo corpo polar é expulso e acontece a formação do pronúcleo feminino. Ocorre a degeneração da cauda do espermatozoide e a dilatação de sua cabeça, o que origina o pronúcleo masculino.

A ativação metabólica do zigoto e a síntese de proteínas e de DNA por ele ocorrem em virtude da liberação de cálcio e da elevação do pH do zigoto.

De forma resumida, a fecundação tem as seguintes consequências: restabelecer o número diploide de cromossomos, determinar o sexo do embrião, expressar a variabilidade genética da espécie e ativar o metabolismo do embrião.

Com relação à gemilidade na espécie humana, podem ser reconhecidos casos de gêmeos monozigóticos ou idênticos e de gêmeos dizigóticos ou fraternos. Para compreendermos como ocorre a concepção de gêmeos, devemos ter em mente que, no início do desenvolvimento embrionário, antes que ocorra a separação das células do maciço celular por meio do trofoblasto, as células do maciço celular podem diferenciar-se em qualquer tipo de célula do embrião.

Os gêmeos monozigóticos ou idênticos são o resultado da fecundação de um ovócito que se desenvolve em uma célula-ovo ou zigoto, a qual pode sofrer a ação de um de três eventos. O primeiro é a separação dos blastômeros, quando os embriões se desenvolvem em dois âmnions, dois córions e duas placentas fusionadas ou não. O segundo, na fase de blastocisto, é a divisão do embrioblasto em dois, ocasionando o desenvolvimento de dois embriões, cada um com seu saco amniótico, compartilhando o mesmo saco coriônico e dividindo a placenta. No terceiro, células do disco germinativo dividem-se e os embriões passam a compartilhar o mesmo saco amniótico, o mesmo saco coriônico e a mesma placenta. Caracteristicamente, os gêmeos monozigóticos ou idênticos têm o mesmo sexo, o mesmo material genético e forma física muito parecida (Garcia; Fernández, 2001; Eynard; Valentich; Rovasio, 2011; Moore; Persaud; Torchia, 2012).

Os gêmeos dizigóticos ou fraternos são resultantes da fecundação de dois ovócitos por dois espermatozoides que desenvolvem duas células-ovo ou zigoto. Os embriões se desenvolvem em dois sacos amnióticos e dois sacos coriônicos que, assim como a placenta, podem ser fundidos. Logo, os gêmeos dizigóticos ou fraternos podem ser ou não do mesmo sexo, e sua semelhança física e genética é como a de irmãos que foram gerados em tempos diferentes (Garcia; Fernández, 2001; Eynard; Valentich; Rovasio, 2011; Moore; Persaud; Torchia, 2012).

2.2 Segmentação

Uma vez que ocorra a fecundação, o embrião é deslocado pela tuba uterina com o auxílio dos movimentos dos cílios do epitélio de revestimento da tuba uterina, que vibram da ampola em direção ao útero. Enquanto o embrião é deslocado, ocorrem divisões mitóticas, que, em conjunto, são denominadas *segmentação* (Moore; Persaud; Torchia, 2012).

Figura 2.3 – Etapas da segmentação

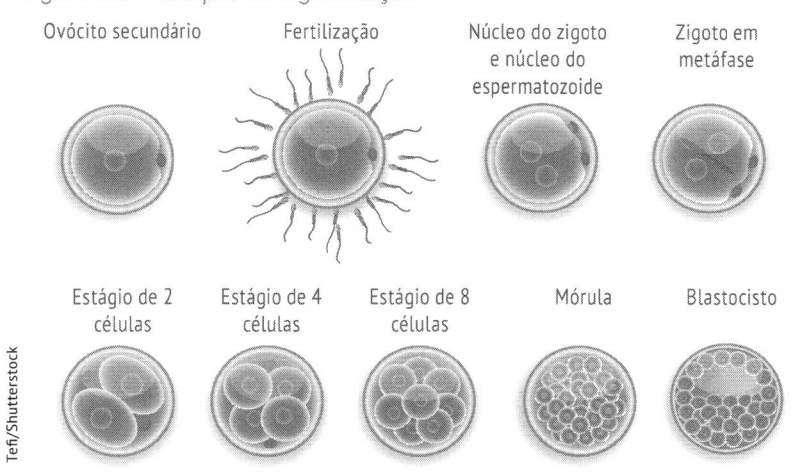

Ovócito secundário | Fertilização | Núcleo do zigoto e núcleo do espermatozoide | Zigoto em metáfase

Estágio de 2 células | Estágio de 4 células | Estágio de 8 células | Mórula | Blastocisto

Tef/Shutterstock

Nos mamíferos, a segmentação é caracterizada por ser mais lenta; é rotacional (a segunda divisão é perpendicular à primeira); é assíncrona (os blastômeros não se dividem todos ao mesmo tempo). A ativação do genoma acontece na primeira segmentação, provocando alterações do controle materno ao controle zigótico, iniciando a produção das proteínas utilizadas na segmentação e no desenvolvimento iniciais. Também ocorre a compactação (Eynard; Valentich; Rovasio, 2011).

A primeira divisão da segmentação ocorre 30 horas após a fecundação e, com isso, o pré-embrião passa a ser composto por duas células menores chamadas de *blastômeros*. Passadas mais 24 horas aproximadamente, o pré-embrião passa a ter oito blastômeros, menores do que os anteriores, e ocorre o evento da compactação, com a polarização de componentes da superfície dos blastômeros e a expressão de algumas glicoproteínas.

Além disso, o citoesqueleto altera a forma dos blastômeros superficiais, que passam a ser achatados. Por volta do terceiro dia, o pré-embrião é formado por cerca de 16 blastômeros, menores do que os anteriores, passa a ser chamado de *mórula* e está perto do contato entre tuba uterina e útero (Eynard; Valentich; Rovasio, 2011).

Depois de quatro dias, a mórula já se encontra no útero e é finalizado o armazenamento de líquido entre os blastômeros, que chega, por meio da zona pelúcida, ao interior da mórula, acarretando a formação da cavidade blastocele, a qual é rodeada pela camada de células trofoblastos, cuja função é formar parte da placenta. No polo embrionário, há um acúmulo de células, conhecido como *embrioblasto*, o qual vai originar os órgãos do indivíduo em desenvolvimento. Com a diferenciação do trofoblasto e do embrioblasto, diferentes genes, relacionados com as atividades funcionais dessas etapas iniciais, começam a ser expressos, e o pré-embrião passa a ser chamado de *blastocisto* (Eynard; Valentich; Rovasio, 2011).

Figura 2.4 – Blastocisto: trofoblasto, embrioblasto e blastocele

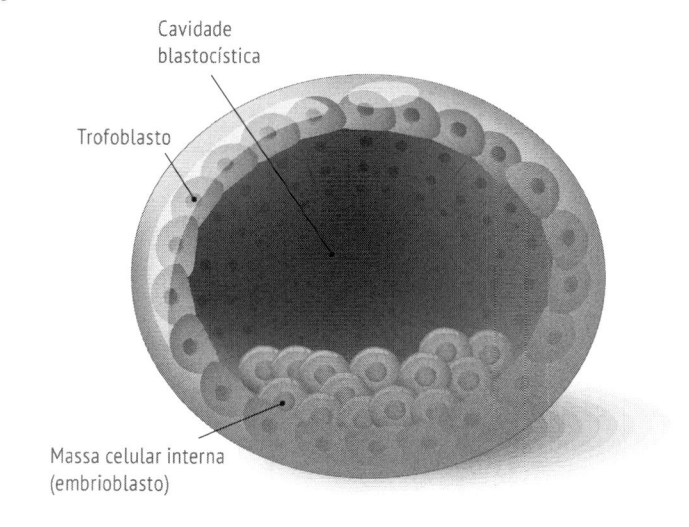

No sexto dia de desenvolvimento, inicia-se a implantação ou nidação do pré-embrião. Isso ocorre quando o trofoblasto que reveste o polo embrionário se une ao epitélio de revestimento do útero por meio de receptores integrina. Nesse momento da fase progestacional (21° dia do

Etapas do desenvolvimento embrionário

ciclo menstrual), o tecido de revestimento do útero é caracterizado por apresentar endomatos, muita vascularização, liberar muito muco e muito glicogênio, o que favorece a implantação e a nutrição do embrião (Eynard; Valentich; Rovasio, 2011).

Ao longo do sétimo e do oitavo dias, o trofoblasto secreta enzimas proteases, que digerem o epitélio de revestimento do útero, causam a lise celular, entram na matriz extracelular do estroma do endométrio e provocam a erosão da mucosa do útero, fazendo com que a invasão seja completada. Nessa etapa do desenvolvimento, o blastocisto é envolvido pelo citotrofoblasto (camada celular mais interna) e pelo sinciciotrofoblasto (camada celular mais externa) (Eynard; Valentich; Rovasio, 2011).

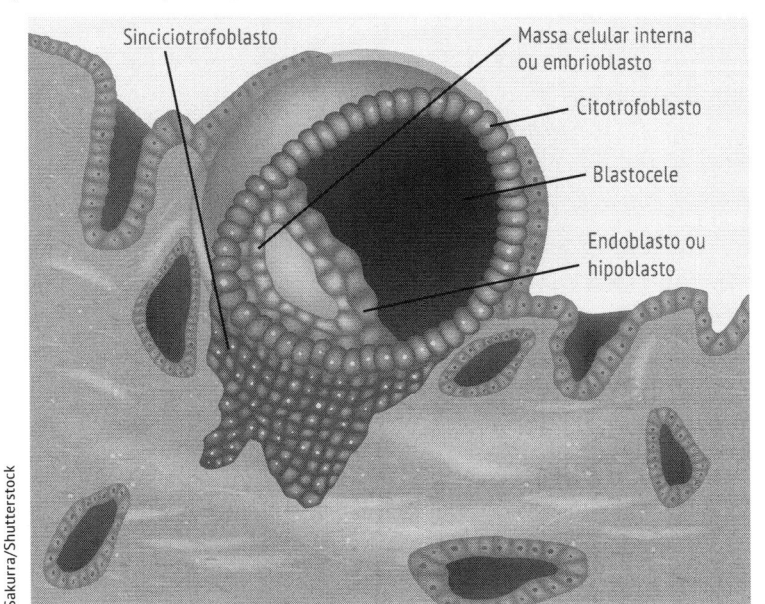

Figura 2.5 – Implantação do embrião

Durante a implantação, o embrioblasto se diferencia em dois grupos de células: aquelas da região dorsal (que passam a ser chamadas de *epiblasto* ou *ectoblasto*) e aquelas da região ventral (que passam a ser chamadas de *endoblasto* ou *hipoblasto*). Pequenas cavidades extracelulares surgem no epiblasto; ao se fundirem, originam a cavidade amniótica, a qual separa o ectoblasto embrionário das células do epiblasto que formam o âmnio. Logo, a cavidade amniótica é revestida pelo âmnio na parte superior e pelo ectoblasto na parte inferior e passa a armazenar o líquido amniótico produzido pelo âmnio (Eynard; Valentich; Rovasio, 2011).

Nesse momento do desenvolvimento embrionário humano, o ectoblasto e o endoblasto formam o disco embrionário bilaminar, achatado, oval e que separa a cavidade amniótica da blastocele. O ectoblasto tem função de originar os folhetos embrionários ectoderma, mesoderma e endoderme, que darão origem a todos os tecidos embrionários. O endoblasto tem a função de originar a endoderme extraembrionária, composta por uma camada de células achatadas que reveste o saco vitelino primitivo, e o mesoderma extraembrionário, localizado entre o trofoblasto e o saco amniótico e o saco vitelino (Eynard; Valentich; Rovasio, 2011).

Entre os dias 10 e 12 do desenvolvimento embrionário humano, o embrião fica completamente introduzido na mucosa uterina, caracterizando a implantação intersticial típica dos humanos. Isso ocorre por causa da regeneração do endométrio, que acaba por cobrir o blastocisto, retirando qualquer evidência do local de penetração do blastocisto (Eynard; Valentich; Rovasio, 2011).

Ao final do dia 12, surgem cavidades no mesoderma extraembrionário, as quais se fundem, originando o celoma extraembrionário. Com isso, o mesoderma extraembrionário acaba sendo dividido em mesoderma somático ou somatopleura (mais externo e em contato com o trofoblasto e o âmnio) e em mesoderma esplâncnico ou esplancnopleura (mais interno e que reveste o saco vitelino). No final da segunda semana de gestação, é observado o engrossamento da extremidade cefálica do disco embrionário bilaminar, constituindo a lâmina procordal, de onde surgirá a boca (Eynard; Valentich; Rovasio, 2011).

2.3 Gastrulação

A terceira semana é caracterizada pela ocorrência da gastrulação, quando se forma o mesoderma intraembrionário entre a ectoderma e a endoderme, exceto no canal notocordal e nas membranas bucofaríngea e cloacal. Tais mudanças alteram a forma do disco embrionário, que passa de achatado para alongado, e deste para piriforme. Uma vez que a região cefálica apresenta crescimento mais acentuado, a linha primitiva diminui seu comprimento e acaba ficando restrita a uma pequena porção na região caudal, que, em seguida, desaparece. Com isso, o disco embrionário bilaminar, formado na segunda semana, é transformado em um disco embrionário trilaminar.

No início da terceira semana, mais precisamente entre os dias 14 e 16, o disco embrionário é oval e tem uma linha primitiva, área mais engrossada da epiderme na região mediana e longitudinal da porção caudal; essa linha se alonga no sentido cefálico e termina no nódulo primitivo de Hensen. Na sequência, a linha primitiva sofre uma invaginação e origina o sulco primitivo, que é contínuo com a fosseta primitiva, uma cavidade existente no nódulo primitivo de Hensen (Eynard; Valentich; Rovasio, 2011; Moore; Persaud; Torchia, 2012).

Figura 2.6 – Gastrulação e neurulação

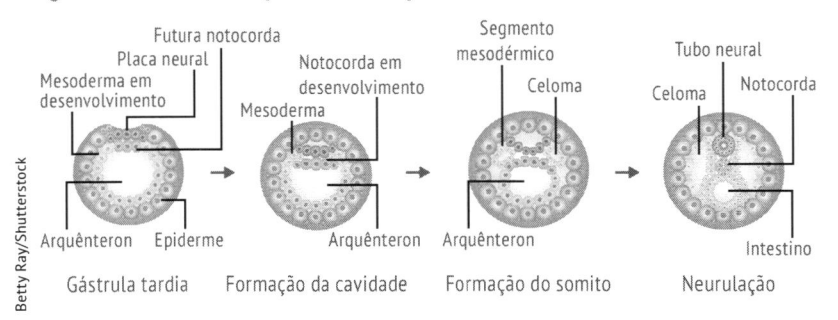

O sulco primitivo surge do deslocamento de células do epiblasto das áreas laterais no sentido da região caudal. Essas células, ao se unirem com a linha primitiva, sofrem invaginação e originam o sulco primitivo.

Depois de se movimentarem no sentido da porção mais profunda do disco embrionário, células do epiblasto são acrescidas entre as células do hipoblasto, substituindo-as e formando a endoderme intraembrionária. Em seguida, mais células do epiblasto entram por meio da linha primitiva, posicionam-se entre o epiblasto (que passa a ser chamado de *ectoderma*) e a endoderme, originando o mesoderma intraembrionário.

A proliferação das células do mesoderma faz com que elas migrem para a área lateral, atinjam as regiões marginais do disco embrionário e entrem em contato com o mesoderma extraembrionário.

Ao mesmo tempo em que o mesoderma intraembrionário lateral é originado, ocorre a migração de células do ectoderma da região cefálica em direção ao nódulo de Hensen, que, ao se invaginarem, dão origem à fosseta primitiva. Em um próximo passo, em razão da entrada e da migração dessas células entre o ectoderma e a endoderme, surge o processo notocordal ou canal notocordal. Na lâmina procordal, é observada a união entre o ectoderma e a endoderme, sem a presença do mesoderma, que compreende a membrana bucofaríngea (futura região da boca).

Outro local que surge nesse momento da gestação é a área cardiogênica (futuro coração), formada pela união das células do mesoderma que invaginaram na linha primitiva e migraram para a região cefálica, onde passam a ocupar ambos os lados do ducto notocordal e da lâmina procordal. Na região caudal, também é possível verificar a união entre o ectoderma e a endoderme, sem a presença do mesoderma, que compreende a membrana cloacal (futuro ânus).

2.4 Formação dos folhetos e dos anexos embrionários

São folhetos embrionários o ectoderma, a endoderme e o mesoderma. Como vimos anteriormente, são formados durante a terceira semana de gestação, no evento de gastrulação, do ectoblasto ou epiblasto (Garcia; Fernández, 2001).

A formação do endoderma ocorre por meio do deslocamento de células do hipoblasto, realizada por algumas células do epiblasto da linha primitiva que formam, no teto do saco vitelino, a endoderme intraembrionária ou endoderme do embrião.

O ectoderma, por sua vez, é formado das células que continuam a fazer parte do ectoblasto ou epiblasto e que compõem o ectoderma intraembrionário ou a endoderme embrionária.

Já o mesoderma é formado por células do ectoblasto ou epiblasto que, por meio da linha primitiva, entram e se posicionam entre o ectoderma

Etapas do desenvolvimento embrionário

e a endoderme, constituindo o chamado *mesoderma intraembrionário* ou *mesoderma embrionário*.

Cada folheto embrionário dá origem a tecidos e órgãos específicos. Assim, temos:

- O ectoderma origina o sistema nervoso central; o sistema nervoso periférico; a retina; a epiderme; os pelos; as unhas; o esmalte dos dentes; as glândulas cutâneas e mamárias; o lobo anterior da hipófise; o ouvido interno e o cristalino.

- A endoderme dá origem aos epitélios de revestimento do sistema respiratório e do trato digestivo; às glândulas que atuam no trato digestivo; ao fígado; ao pâncreas; aos derivados epiteliais da faringe; à cavidade timpânica; à tuba faringotimpânica; às tonsilas; ao timo; às paratireoides e às estruturas derivadas do epitélio da tireoide.

- O mesoderma origina a cartilagem e os ossos do esqueleto, exceto os cranianos; a musculatura do tronco; a derme da pele; o sistema urogenital; o tecido conjuntivo e a musculatura das vísceras; as membranas serosas; o tecido hematopoiético; o sistema cardiovascular; o sistema linfático, o baço; o córtex da adrenal; o crânio; a musculatura e tecido conjuntivo da cabeça; a dentina e o núcleo das vértebras (Garcia; Fernández, 2001; Eynard; Valentich; Rovasio, 2011).

Os anexos embrionários são representados por âmnio, saco vitelino, córion e alantoide. Embora derivem do zigoto, contribuem muito pouco para formar o corpo do embrião. Somente uma porção dorsal do saco vitelino revestirá o intestino, e o alantoide formará a bexiga e o úraco.

O âmnio inicia sua formação na medida em que ocorre a implantação do blastocisto e começa a formação da cavidade amniótica, que surge como um espaço no embrioblasto. A seguir, as células amnioblastos se separam do epiblasto e originam o âmnio, que reveste a cavidade amniótica. A cavidade amniótica armazena o líquido amniótico, cuja principal função é atuar na lubrificação do embrião, impedindo que os tecidos deste se unam entre si e com as paredes do saco coriônico e facilitando a realização de movimentos pelo feto. Além disso, o líquido amniótico atua como um amortecedor para possíveis choques mecânicos.

O embrioblasto sofre mudanças em sua morfologia, o que resulta no disco embrionário bilaminar, que tem as camadas epiblasto e hipoblasto. O epiblasto forma a base da cavidade amniótica, posiciona-se na margem e é contínuo com âmnio; já o hipoblasto forma a parte superior da cavidade exocelômica e é contínuo com a membrana exocelômica.

O saco vitelino, por sua vez, forma-se quando células do hipoblasto se deslocam e originam a membrana exocelômica, que reveste a porção interna do citotrofoblasto e se modifica para formar o saco vitelino primitivo. Em seguida, células pertencentes ao endoderma do saco vitelino originam o mesoderma extraembrionário, que reveste o âmnio e o saco vitelino.

No final da segunda semana de gestação, surgem as vilosidades coriônicas primárias. Extensões celulares que entram no sinciciotrofoblasto são formadas por causa do aumento do número de células do citotrofoblasto. Provavelmente, isso decorre do mesoderma somático extraembrionário subjacente, e tais extensões são responsáveis por originar as vilosidades coriônicas primárias, que vão se transformar nas vilosidades da placenta.

À medida que acontecem as mudanças no trofoblasto e no endométrio, o mesoderma extraembrionário aumenta de tamanho e começam a aparecer, de forma isolada, espaços celômicos extraembrionários. Quando ocorre a fusão dos espaços celômicos extraembrionários, surge uma grande cavidade denominada *celoma extraembrionário*, que divide o mesoderma extraembrionário em mesoderma somático extraembrionário, responsável por revestir o trofoblasto e cobrir o âmnio, e o mesoderma esplâncnico extraembrionário, responsável por envolver o saco vitelino.

O córion, que origina a parede do saco coriônico ou gestacional, é constituído pelo mesoderma somático extraembrionário e pelo trofoblasto. O embrião, o saco amniótico e o saco vitelino se encontram suspensos pelo pedículo no interior do saco coriônico ou gestacional. Nesse momento, o celoma extraembrionário passa a ser chamado de *cavidade coriônica*.

No início da terceira semana de gestação, é possível reconhecer um divertículo pequeno, formado por uma evaginação da porção posterior do saco vitelino, que entra no pedículo do embrião e indica o surgimento do alantoide. Nos seres humanos, esse anexo embrionário permanece pequeno, uma vez que a placenta e o saco amniótico acabam desempenhando suas

Etapas do desenvolvimento embrionário

funções. Portanto, nos humanos, o alantoide relaciona-se com a produção inicial de sangue; com o desenvolvimento da bexiga, vai se transformar no úraco, e seus vasos sanguíneos, nas artérias e nas veias do cordão umbilical (Moore; Persaud; Torchia, 2012).

Figura 2.7 – Formação dos anexos embrionários

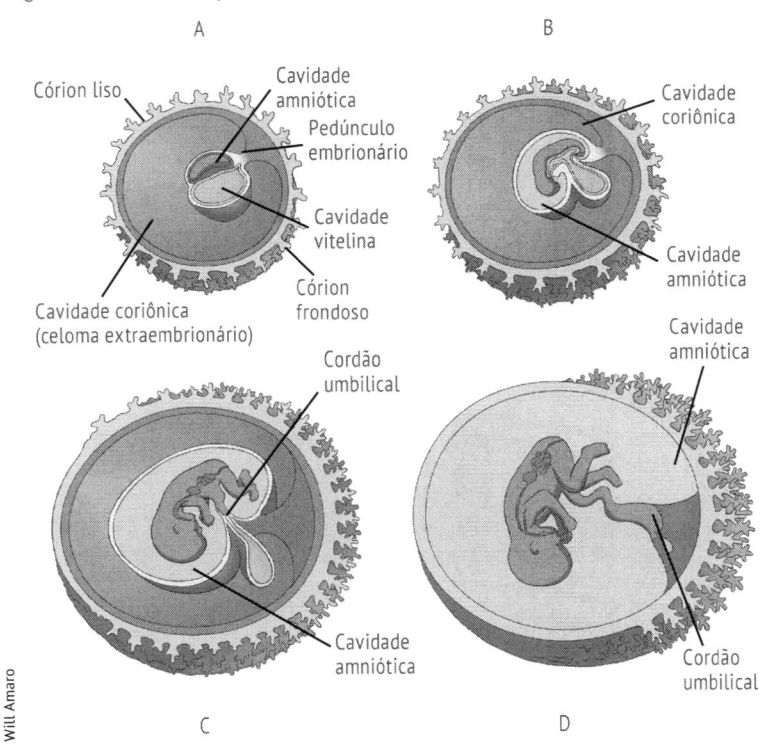

A — Córion liso; Cavidade amniótica; Pedúnculo embrionário; Cavidade vitelina; Córion frondoso; Cavidade coriônica (celoma extraembrionário)

B — Cavidade coriônica; Cavidade amniótica

C — Cordão umbilical; Cavidade amniótica

D — Cavidade amniótica; Cordão umbilical

Will Amaro

A placenta pode ser vista como um órgão composto por tecidos de origem materna e fetal que atua no transporte de nutrientes, gases e resíduos metabólicos. Os nutrientes e o oxigênio são transportados da circulação materna para o feto, e os resíduos metabólicos e o gás carbônico são transportados da circulação do feto para a circulação materna. Além disso, a placenta executa funções vinculadas a pulmões, rins, hipófise, ovários, fígado e intestino dos adultos. Uma maneira de compreendermos tais funções é classificá-las em metabólicas, transportadoras e de secreção endócrina placentária.

A **função metabólica da placenta** está relacionada com sua capacidade de sintetizar, principalmente no início da gestação, glicogênio, glicerol e ácidos graxos, atuando como fonte de energia e de nutrientes para o embrião. Até o terceiro mês de gestação, quando o fígado começa a funcionar, a placenta faz a reserva de glicogênio.

A **função transportadora da placenta** refere-se à sua capacidade de transportar materiais utilizados na síntese dos tecidos e dos resíduos metabólicos do feto. Nutrientes, água, oxigênio, anticorpos e hormônios são transportados da mãe para o feto; água, catabólitos, gás carbônico e hormônios são transportados do feto para a mãe.

Já na **função de secreção endócrina placentária**, o sinciciotrofoblasto desempenha o papel de glândula endócrina ao sintetizar hormônios por meio de substâncias provenientes do feto, da mãe ou de ambos. Como hormônios produzidos na placenta, há a gonadotrofina coriônica humana (hCG), o hormônio lactogênico placentário, os hormônios proteicos, o estrógeno, a progesterona e os hormônios esteroides.

2.5 Neurulação

Após o término da gastrulação, a neuroectoderma (ectoderma da zona axial da região cefálica) recebe sinais moleculares que desencadeiam o início da etapa do desenvolvimento embrionário chamada de *neurulação* (Eynard; Valentich; Rovasio, 2011).

Nessa etapa, as células se diferenciam para compor o tubo neural, que formará o sistema nervoso central; as cristas neurais, que formarão o sistema nervoso periférico, entre outros derivados; e a ectoderma superficial, que formará a epiderme e os derivados dela.

Por volta do dia 17 da gestação, as células da ectoderma da porção mediana do disco embrionário ficam mais altas e passam a formar a placa neural, que se projeta até a membrana bucofaríngea e fica posicionada em uma área mais cefálica ao nódulo de Hensen e dorsal se considerarmos a notocorda (Eynard; Valentich; Rovasio, 2011).

Etapas do desenvolvimento embrionário

No dia 18, acontece a mudança da forma das células cilíndricas da placa neural para uma forma piramidal ou cônica, com uma região apical estreita voltada para o local onde surgirá o duto neural e uma região larga voltada à região basal da placa neural. Por causa desse evento, seu eixo longitudinal se invagina e origina o ducto neural ou sulco neural, limitado nas áreas laterais pelas pregas neurais (Eynard; Valentich; Rovasio, 2011).

No final da terceira semana de gestação, há a fusão das bordas do duto neural, originando o túbulo neural. Antes que ocorra o fechamento do túbulo neural, células das pregas neurais, chamadas *células da crista neural*, são separadas do tubo, começam a migrar e originam células transitórias multipotentes, com capacidade migratória bem desenvolvida, as quais ocorrem por todo o corpo do embrião, colonizam locais previamente definidos e diferenciam-se em neurônios, células da glia, áreas do septo cardíaco, medula suprarrenal, melanócitos e estruturas craniofaciais (Eynard; Valentich; Rovasio, 2011).

Figura 2.8 – Neurulação

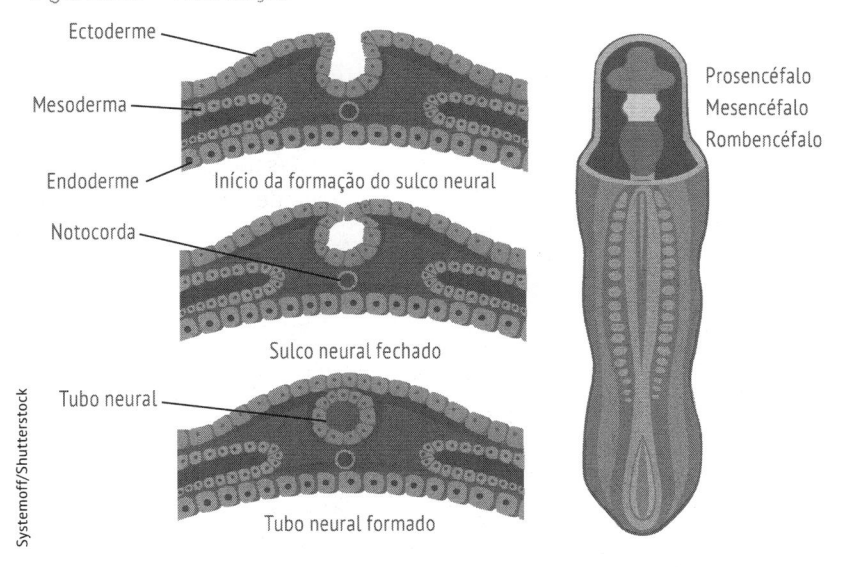

Estudo de caso

Uma mulher, ao consultar seu médico por causa das fortes dores que sentia na região abdominal direita, informou que não menstruava havia dois meses. Após os exames, foi constatada uma gravidez ectotrópica (gestação extrauterina).

Em situações como essa, a melhor técnica que pode ser empregada para fornecer o diagnóstico é a sonografia endovaginal, com uma frequência que permita a identificação desse tipo de gravidez.

Embora existam diferentes locais nos quais possa ocorrer uma gravidez ectotrópica, em 95% dos casos ela acontece na tuba uterina, e em 60% dos casos, na ampola da tuba uterina. O tratamento indicado é a laparotomia, procedimento no qual é feita uma secção abdominal para acessar a cavidade peritoneal e, assim, realizar a retirada da tuba uterina e do concepto.

Síntese

Neste segundo capítulo, abordamos a fecundação, a segmentação, a gastrulação, a formação dos folhetos embrionários, a formação dos anexos embrionários e a neurulação.

Sobre a fecundação, vimos que resulta da união do espermatozoide com o ovócito. Para isso, os espermatozoides devem passar pela corona radiata; um espermatozoide deve unir-se à zona pelúcida; esse espermatozoide deve passar pela zona pelúcida; depois deve ocorrer a fusão da membrana do ovócito com a membrana do espermatozoide; o espermatozoide deve penetrar no ovócito; por fim, devem acontecer a descondensação e a dispersão da cromatina do ovócito. Além disso, a fecundação restabelece o número diploide de cromossomos, determina o sexo do embrião, expressa a variabilidade genética da espécie e ativa o metabolismo do embrião.

Etapas do desenvolvimento embrionário

Já a segmentação acontece na primeira semana de gestação e é representada pelas divisões mitóticas que ocorrem durante o deslocamento do embrião pela tuba uterina. Nos mamíferos, a segmentação é lenta, rotacional, assíncrona; o genoma do zigoto é ativado na primeira segmentação e ocorre o evento compactação. Na primeira divisão, surgem duas células chamadas de *blastômeros*. Cerca de 24 horas depois dessa primeira divisão, existem oito blastômeros e ocorre o evento compactação. No terceiro dia após a primeira divisão, são verificados cerca de 16 blastômeros, e o estágio de desenvolvimento passa a ser chamado de *mórula*. No quarto dia, já no útero, o estágio de desenvolvimento recebe o nome de *blastocisto*.

A implantação ou nidação se inicia no sexto dia, quando o trofoblasto se une ao epitélio de revestimento do útero. Durante o sétimo e o oitavo dias, enzimas secretadas pelo trofoblasto digerem o epitélio de revestimento do útero, resultando na invasão completa do endométrio. Nesse momento, o blastocisto é envolvido pelo citotrofoblasto e pelo sinciciotrofoblasto. Durante a implantação, o embrioblasto se diferencia em epiblasto/ectoblasto e endoblasto/hipoblasto, cavidades extracelulares surgem no epiblasto e, ao se fundirem, formam a cavidade amniótica, separando o ectoblasto embrionário das células do epiblasto que formam o âmnio. Com isso, a cavidade amniótica revestida pelo âmnio e pelo ectoblasto passa a armazenar o líquido amniótico. Logo, agora o ectoblasto e o endoblasto formam o disco embrionário bilaminar, achatado, oval, que separa a cavidade amniótica da blastocele.

Ao longo da segunda semana de gestação, há a implantação intersticial característica dos humanos, por causa da regeneração do endométrio que cobre o blastocisto e retira as evidências do local onde ocorreu a entrada deste. Além disso, surgem cavidades no mesoderma extraembrionário que vão originar o celoma extraembrionário. Por isso, o mesoderma extraembrionário acaba sendo dividido em mesoderma somático/somatopleura, mais externo e em contato com o trofoblasto e o âmnio, e em mesoderma esplâncnico/esplancnopleura, mais interno e que reveste o saco vitelino. No final da segunda semana de gestação, há o engrossamento da extremidade cefálica do disco embrionário bilaminar, constituindo a lâmina procordal, local de onde surgirá a boca.

Vimos também a gastrulação, que acontece durante a terceira semana de gestação; é caracterizada pela formação do mesoderma intraembrionário entre o ectoderma e a endoderme. Essas alterações fazem com que o disco embrionário bilaminar seja transformado no disco embrionário trilaminar.

Na sequência, tratamos da formação dos folhetos embrionários. A endoderme surge do deslocamento de células do hipoblasto por algumas células do epiblasto da linha primitiva. O ectoderma é formado por células que continuam a fazer parte do ectoblasto ou epiblasto e que compõem o ectoderma intraembrionário ou a endoderme embrionária. O mesoderma é formado por células do ectoblasto ou epiblasto que entram e se posicionam entre o ectoderma e a endoderme, constituindo o mesoderma intraembrionário ou mesoderma embrionário.

A respeito da formação dos anexos embrionários, vimos que o âmnio surge de células amnioblastos que revestem a cavidade amniótica. Além disso, o saco vitelino é formado pelo deslocamento de células do hipoblasto que originam a membrana exocelômica, a qual se modifica no saco vitelino primitivo; o córion forma-se pelo mesoderma somático extraembrionário e pelo trofoblasto; o alantoide surge como um pequeno divertículo que entra no pedículo do embrião.

Para finalizarmos, ainda abordamos a neurulação. Nessa etapa do desenvolvimento embrionário, células se diferenciam e passam a compor o tubo neural (futuro sistema nervoso central), as cristas neurais (futuro sistema nervoso periférico e outros derivados) e o ectoderma superficial (futura epiderme e derivados). Durante a neurulação, as células do ectoderma, localizadas na porção mediana do disco embrionário, ficam mais altas e formam a placa neural. A mudança na forma das células da placa neural para um aspecto piramidal ou cônico provoca a invaginação de seu eixo longitudinal, formando o ducto neural ou sulco neural, limitado lateralmente pelas pregas neurais. A fusão das bordas do duto neural origina o túbulo neural e, antes de o túbulo neural se fechar, as células da crista neural se separam do túbulo neural e originam células transitórias multipotentes.

Etapas do desenvolvimento embrionário

Atividades de autoavaliação

1. Analise as alternativas a seguir e assinale aquela que representa corretamente a etapa do desenvolvimento embrionário denominada *segmentação*:
   a. Série de eventos que permite a transformação do disco embrionário bilaminar em disco embrionário trilaminar.
   b. Série de divisões mitóticas do pré-embrião que ocorrem durante seu deslocamento na tuba uterina.
   c. Série de eventos que possibilita a penetração do blastocisto no endométrio.
   d. Série de eventos que permite a formação do tubo neural, das cristas neurais e do ectoderma superficial.
   e. Série de eventos que possibilita a formação dos folhetos e dos anexos embrionários.

2. Assinale a alternativa que descreve corretamente a neurulação:
   a. Série de eventos que permite a transformação do disco embrionário bilaminar em disco embrionário trilaminar.
   b. Série de divisões mitóticas do pré-embrião que ocorrem durante seu deslocamento na tuba uterina.
   c. Série de eventos que possibilita a penetração do blastocisto no endométrio.
   d. Série de eventos que permite a formação do tubo neural, das cristas neurais e do ectoderma superficial.
   e. Série de eventos que possibilita a formação dos folhetos e dos anexos embrionários.

3. Assinale a alternativa que indica a etapa do desenvovimento embrionária na qual é observada a seguinte sequência de eventos:

   Espermatozoides são lançados na vagina > pH ácido mata vários espermatozoides > espermatozoides chegam ao colo do útero > secreção da mucosa uterina mata vários espermatozoides > movimento peristáltico da tuba uterina e movimento dos cílios que revestem

a tuba uterina matam vários espermatozoides > espermatozoides sobreviventes passam pela corona radiata > um único espermatozoide une-se à zona pelúcida e provoca uma reação que impede a entrada de outros espermatozoides.
   a. Fecundação.
   b. Segmentação.
   c. Neurulação.
   d. Formação dos folhetos embrionários.
   e. Formação dos anexos embrionários.

4. Analise as alternativas a seguir e assinale aquela que representa corretamente as camadas celulares mais interna e mais externa que revestem o blastocisto entre o sétimo e oitavo dias de gestação:
   a. Hipoblasto (camada mais interna) e epiblasto (camada mais extena).
   b. Hipoblasto (camada mais interna) e sinciciotrofoblasmo (camada mais externa).
   c. Citotrofoblasto (camada mais interna) e sinciciotrofoblasmo (camada mais externa).
   d. Endoblasto (camada mais interna) e ectoblasto (camada mais extena).
   e. Citotrofoblasto (camada mais interna) e ectoblasto (camada mais externa).

5. Assinale a alternativa que descreve a função exercida pelo embrioblasto:
   a. Originar os órgãos do indivíduo em desenvolvimento.
   b. Dar origem à parte da placenta.
   c. Originar o cordão umbilical.
   d. Dar origem à mórula.
   e. Originar a gástrula.

Etapas do desenvolvimento embrionário

Atividades de aprendizagem

QUESTÕES PARA REFLEXÃO

1. Comente os eventos que ocorrem na fecundação dos mamíferos.
2. Explique como é evitada a entrada de mais de um espermatozoide no ovócito.
3. Descreva como são formados os folhetos embrionários ectoderma, endoderme o mesoderma.
4. Durante a segunda semana de gestação, ocorre a formação dos folhetos embrionários. Indique quais são formados e os respectivos tecidos e órgãos originados a partir deles.

ATIVIDADES APLICADAS: PRÁTICA

1. Antes da fecundação, deve acontecer a capacitação do espermatozoide. Comente o que é essa capacitação e qual sua importância.

Para saber mais

GASTRULATION: from Cells to Embryo. Disponível em: <http://gastrulation.org>. Acesso em: 12 jul. 2021.

Neste *site*, são disponibilizadas imagens que ilustram os primeiros estudos sobre gastrulação, além de imagens e textos que tratam da gastrulação de diferentes grupos de animais.

Capítulo 3

Aspectos dos desenvolvimentos embrionário e fetal

Rodrigo Santiago Godefroid

Neste capítulo, vamos abordar o desenvolvimento embrionário, o desenvolvimento fetal, a técnica da fertilização *in vitro*, a utilização de suplementos alimentares durante a gestação e a ação de teratógenos nos desenvolvimentos embrionário e fetal.

Para isso, inicialmente, analisaremos as características apresentadas pelo embrião durante a fase de desenvolvimento que ocorre entre a quarta e a oitava semanas de gestação e que é dividida em crescimento, morfogênese e diferenciação. Em um segundo momento, discutiremos as características apresentadas pelo feto durante sua fase de desenvolvimento, entre a nona semana de gestação e o nascimento.

Na terceira parte deste capítulo, traremos informações relacionadas à fertilização *in vitro* e à fertilização *in vitro* por injeção intracitoplasmática: quando são indicadas, etapas a serem seguidas e diferenças entre esses dois tipos de fertilização.

Na sequência, explicaremos a utilização de suplementos durante a gestação e como devem ser receitados os suplementos alimentares para as gestantes, em que período da gestação devem ser utilizados e como é sua ação na mulher grávida e no desenvolvimento do bebê.

A última parte do capítulo será destinada à abordagem dos teratógenos e à descrição de teratógenos físicos, mecânicos, químicos e biológicos.

3.1 Período embrionário

O período embrionário ocorre entre a quarta e a oitava semanas de gestação. Nos seres humanos, esse período pode ser dividido nas fases do crescimento, da morfogênese e da diferenciação (Moore; Persaud; Torchia, 2012).

Figura 3.1 – Estágios do desenvolvimento embrionário humano

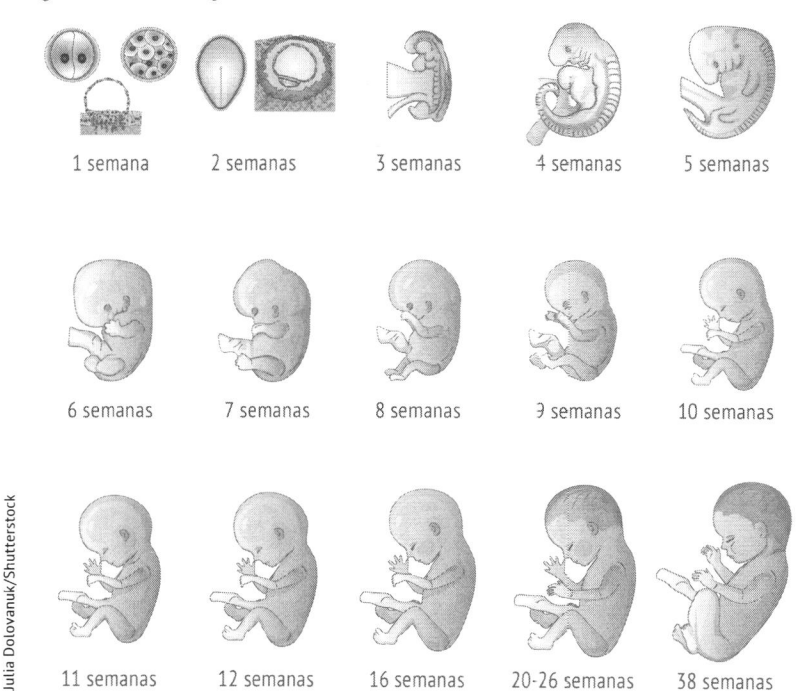

1 semana   2 semanas   3 semanas   4 semanas   5 semanas

6 semanas   7 semanas   8 semanas   9 semanas   10 semanas

11 semanas   12 semanas   16 semanas   20-26 semanas   38 semanas

Julia Dolovanuk/Shutterstock

Na fase de crescimento, ocorre o aumento do tamanho do embrião por causa das divisões mitóticas e da geração de produtos celulares. Na fase de morfogênese, há o desenvolvimento da forma, o que abrange movimentos de células que permitem a união entre elas, além da formação de tecidos e órgãos. Na fase de diferenciação, acontece a maturação dos processos fisiológicos, a qual permite, ao seu final, que sejam formados tecidos e órgãos aptos a executar suas funções (Moore; Persaud; Torchia, 2012).

Uma vez que, nesse período, há o rápido desenvolvimento dos tecidos e dos órgãos, a exposição do embrião a teratógenos pode acarretar anomalias congênitas. Entende-se como *teratógeno* um fator ambiental físico, mecânico, químico e/ou biológico ou um estado de carência que causa ou intensifica a possibilidade de anomalias congênitas, as quais podem restringir o crescimento ou levar o embrião ou o feto à morte (Stefani et al., 2018).

Aspectos dos desenvolvimentos embrionário e fetal

O dobramento do disco embrionário trilaminar faz com que o embrião passe a apresentar uma forma tubular. Esse dobramento ocorre nos planos longitudinal e transversal e como consequência do crescimento acelerado do embrião, em especial do encéfalo e da medula espinhal. Também acontece porque a velocidade com que a lateral do disco embrionário cresce é diferente da velocidade de crescimento do eixo maior, enquanto o comprimento do embrião aumenta muito rápido. Ao mesmo tempo, a região na qual o embrião se une ao saco vitelino é comprimida (Eynard; Valentich; Rovasio, 2011). No plano longitudinal, podem ser observadas as pregas cefálica e caudal; no plano transversal, as pregas laterais.

Ao longo da terceira semana, as pregas neurais crescem muito e, com isso, estendem-se para a cavidade amniótica. O grande crescimento do prosencéfalo faz com que ele se estenda cefalicamente, passando da membrana bucofaríngea e localizando-se sobre a região cardiogênica. Esse evento causa o dobramento do septo transverso, da membrana bucofaríngea e do coração primitivo, que passam a ocupar uma posição ventral.

Durante o dobramento cefálico, o saco vitelino se incorpora à parte anterior do embrião, formando o intestino primitivo anterior e, cefalicamente, acaba em um fundo cego na membrana bucofaríngea. A porção caudal do intestino primitivo anterior tem continuidade com o intestino médio, que, além de estar aberto, faz comunicação com o saco vitelino. Quando o dobramento cefálico termina, o cérebro que está em formação se posiciona na extremidade anterior do embrião; entre o cérebro e o coração primitivo fica posicionada a membrana bucofaríngea. Já o septo transverso posiciona-se atrás do coração primitivo.

O dobramento caudal começa depois do cefálico e deve-se ao grande crescimento dorsal e caudal do tubo neural. Por conta desse evento, a placa cloacal passa a se localizar na região ventral e parte da vesícula vitelina é incorporada, compondo o intestino posterior, posicionado entre a extremidade caudal do intestino médio e a membrana cloacal.

O dobramento caudal e o dobramento cefálico fazem com que as placas bucofaríngea e cloacal, antes posicionadas em lados opostos do disco embrionário, fiquem mais próximas, separadas pelo saco vitelino e pelo alantoide, que é parcialmente incorporado ao embrião. Esses dois dobramentos também fazem com que a cavidade amniótica aumente de tamanho e envolva todo o embrião, além de permitir que o pedículo de fixação ocupe a superfície ventral mediana.

Ainda pode ser verificado um vestígio da linha primitiva, que antes era posicionada anteriormente à membrana cloacal, mas agora localiza-se posteriormente a essa membrana.

O dobramento do embrião no plano transversal acarreta a formação das pregas laterais direita e esquerda. Os somitos continuam posicionados lateralmente ao tubo neural e à notocorda, porém o mesoderma intermediário e o mesoderma lateral se deslocam para a região ventral. O saco vitelino é gradativamente comprimido pelo mesoderma esplâncnico. Também é observada a dobra, em direção à linha mediana ventral, das paredes laterais da somatopleura. Como resultado das dobras da somatopleura e da esplancnopleura, os limites do disco embrionário são deslocados ventralmente, unindo-se na linha média. Com isso, o disco embrionário assume a forma tubular.

Outro resultado das dobras laterais é a incorporação de uma porção do saco vitelino pelo embrião, a qual passa a compor o intestino médio. A comunicação do intestino médio com o saco vitelino é feita pelo pedículo vitelino. Posteriormente, acontece a separação do intestino médio do saco vitelino e todo o intestino é fechado. No entanto, ele continua unido à parede dorsal do corpo do embrião por meio do mesentério dorsal.

Figura 3.2 – Modificações no embrião durante o período embrionário e o início do período fetal

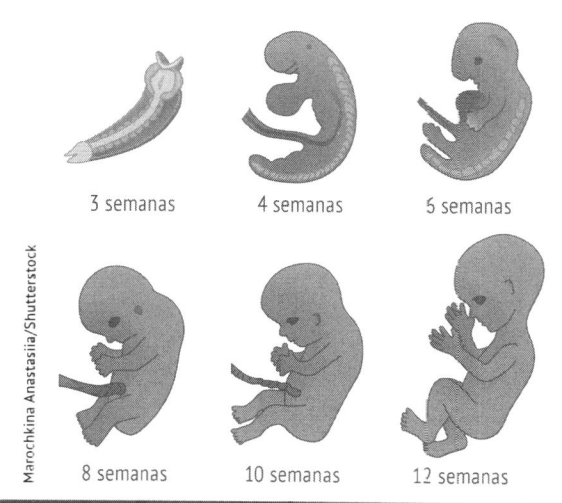

3 semanas 4 semanas 5 semanas

8 semanas 10 semanas 12 semanas

Marochkina Anastasiia/Shutterstock

Aspectos dos desenvolvimentos embrionário e fetal

Como vimos no capítulo anterior, os folhetos embrionários originam os diferentes tecidos e órgãos. As estruturas originadas do ectoderma são o sistema nervoso central, o sistema nervoso periférico, a retina, a epiderme, os pelos, as unhas, o esmalte dos dentes, as glândulas cutâneas e mamárias, o lobo anterior da hipófise, o ouvido interno e o cristalino. Já a endoderme dá origem aos epitélios de revestimento do sistema respiratório e do trato digestivo, às glândulas que atuam no trato digestivo, ao fígado, ao pâncreas, aos derivados epiteliais da faringe, à cavidade timpânica, à tuba faringotimpânica, às amígdalas, ao timo, aos paratireoides e às estruturas derivadas do epitélio da tireoide. O mesoderma, por sua vez, dá origem à cartilagem e aos ossos do esqueleto, exceto os cranianos; à musculatura do tronco; à derme da pele; ao sistema urogenital; ao tecido conjuntivo e à musculatura das vísceras; às membranas serosas; ao tecido hematopoiético; ao sistema cardiovascular; ao sistema linfático, ao baço; ao córtex da adrenal; ao crânio; à musculatura e ao tecido conjuntivo da cabeça; à dentina e ao núcleo das vértebras (Garcia; Fernández, 2001; Eynard; Valentich; Rovasio, 2011).

Agora, vamos caracterizar resumidamente os **principais eventos** do desenvolvimento embrionário que acontecem entre a quarta e a oitava semanas de gestação (Moore; Persaud; Torchia, 2012).

No início da quarta semana, o embrião é praticamente reto e conta com 4 a 12 somitos, que formam projeções na superfície. O tubo neural é formado na região anterior aos somitos e é aberto nos neuróporos anterior e posterior. No 24º dia, os arcos faríngeos tornam-se visíveis. O arco mandibular (primeiro) e o hioideo (segundo) se individualizam. A parte principal do arco mandibular forma a mandíbula (maxila inferior), e a saliência maxilar contribui para a formação da maxila (maxila superior). As pregas cefálica e caudal fazem com que o embrião fique ligeiramente encurvado. O coração causa uma ampla saliência na região ventral e bombeia sangue.

No 26º dia, os três arcos faríngeos podem ser visualizados e o neuróporo anterior já se encontra fechado. O encéfalo anterior forma uma projeção saliente na cabeça, e o dobramento do embrião lhe causa uma curvatura na forma da letra C. Entre o 26º e o 27º dias, os brotos dos membros superiores se distinguem sob a forma de pequenos calombos localizados na parede ventrolateral do corpo. As fossetas óticas, que representam o início da formação das orelhas internas, ficam visíveis. Os placódios do cristalino, que indicam o que serão os cristalinos dos olhos, tornam-se visíveis sob a forma de espessamentos ectodérmicos localizados na região lateral da cabeça.

No final da quarta semana, os brotos dos membros inferiores e o quarto arco faríngeo ficam visíveis. A cauda adelgaçada pode ser distinguida. Vestígios de vários sistemas de órgãos, como o sistema cardiovascular, podem ser detectados. Normalmente, ao final da quarta semana, o neuróporo caudal já se encontra fechado.

Na quinta semana de gestação, constata-se o maior crescimento da cabeça em comparação com as demais partes do corpo. Isso acontece em razão do desenvolvimento acelerado do encéfalo e das saliências faciais. Rapidamente, a face entra em contato com a saliência cardíaca. O seio cervical, depressão ectodérmica existente nos lados dos arcos faríngeos, é formado pelo crescimento do arco hioideo sobre o terceiro e o quarto arcos faríngeos. Os brotos dos membros superiores assumem a forma de remos, e os dos membros inferiores, de nadadeiras. As cristas mesonéfricas mostram a posição dos rins mesonéfricos, provisórios nos humanos.

Na sexta semana, os membros superiores passam a apresentar cotovelos e placas das mãos. Inicia-se o desenvolvimento dos raios digitais (primórdio dos dedos) nas placas das mãos. Entre o arco mandibular e o arco hioideo, ao redor do sulco ou da fenda faríngea, surgem as saliências auriculares. Esses sulcos se transformam no meato acústico externo ou no canal auditivo externo. A fusão das saliências auriculares, localizadas em torno do meato acústico externo, dá origem à aurícula. O olho torna-se bem visível, principalmente em decorrência da pigmentação da retina. A cabeça apresenta um tamanho bem maior do que o tronco e fica encurvada sobre a saliência cardíaca. Esse posicionamento da cabeça está relacionado com a flexão da região cervical (pescoço). O tronco e o pescoço começam a assumir a posição definitiva.

Aspectos dos desenvolvimentos embrionário e fetal

Figura 3.3 — Embrião humano com seis semanas

[Cabeça, Olhos, Coração, Cordão umbilical, Coluna vertebral, Membros]

Marochkina Anastasiia/Shutterstock

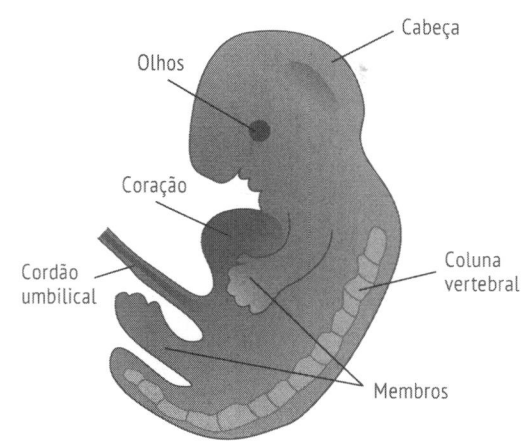

Na sétima semana, são observados cortes entre os raios digitais das placas das mãos, o que demonstra com nitidez os futuros dedos. O pedículo vitelino passa a fazer a comunicação entre o intestino primitivo e o saco vitelino. O intestino entra no celoma extraembrionário na região proximal do cordão umbilical. Essa hérnia umbilical ocorre em virtude do pouco espaço existente na cavidade abdominal para abrigar o intestino em desenvolvimento. Os ossos dos membros superiores iniciam o processo de ossificação no final da sétima semana.

No início da oitava semana, os dedos das mãos já estão praticamente separados, permanecendo unidos por membranas. Os pés, com forma de leque, apresentam cortes entre os raios digitais. Ainda pode ser observada uma cauda curta. O plexo vascular do couro cabeludo surge sob a forma de uma faixa que envolve a cabeça. Ao longo dessa semana, são percebidos os primeiros movimentos voluntários dos membros. A ossificação dos ossos dos membros inferiores começa primeiro com o fêmur.

Ao final da oitava semana, podem ser identificadas todas as partes dos membros; os dedos se tornam compridos e separam-se completamente. Não existe mais sinais da cauda. O plexo vascular do couro cabeludo passa a ser representado por uma faixa localizada próxima ao topo da cabeça. As mãos e os pés ficam ventralmente próximos. A cabeça permanece grande, quase a metade do corpo do embrião. O pescoço já se encontra individualizado. As pálpebras tornam-se visíveis, vão se fechando e unem-se pela fusão dos epitélios. O intestino permanece na região proximal do cordão umbilical. As aurículas começam a apresentar a forma final, mas ainda estão posicionadas mais abaixo na cabeça. Embora existam diferenças entre os sexos, a genitália externa ainda não apresenta diferenças muito nítidas que permitam a determinação do sexo com precisão.

3.2 Período fetal

O período fetal ocorre entre a nona semana de gestação e o nascimento. Quando passamos a chamar o embrião de *feto*, todos os órgãos e sistemas importantes já estão formados e o embrião já assumiu a forma de ser humano.

Ao longo do período fetal, o corpo cresce rapidamente, e a cabeça, mais lentamente, ou seja, a proporção relativa entre a cabeça e o corpo diminui. Além disso, ocorre a diferenciação dos tecidos, dos órgãos e dos sistemas do organismo e, nos últimos dias, o feto ganha bastante peso (Moore; Persaud; Torchia, 2012).

Figura 3.4 – Estágios do período fetal

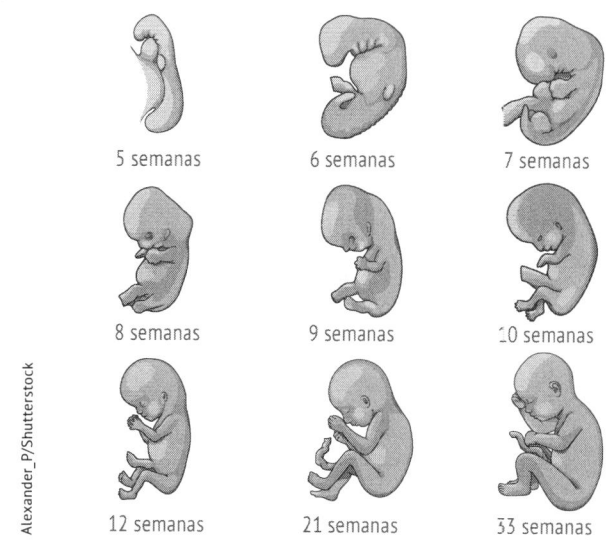

5 semanas   6 semanas   7 semanas

8 semanas   9 semanas   10 semanas

12 semanas   21 semanas   33 semanas

Alexander_P/Shutterstock

Aspectos dos desenvolvimentos embrionário e fetal

Agora, vamos caracterizar resumidamente os principais eventos do desenvolvimento embrionário durante o período fetal. Para isso, agruparemos as semanas desse período do desenvolvimento em grupos de quatro a cinco semanas (Moore; Persaud; Torchia, 2012).

Da **9ª a 12ª semanas de gestação**, podemos perceber:

- 9ª semana: o comprimento do topo da cabeça até as nádegas (CRL) representa cerca de 50% do comprimento do feto; as pernas são curtas; as coxas são pequenas; o fígado é o principal local de produção de eritrócitos; a face é larga; os olhos estão bem separados; as orelhas continuam posicionadas mais abaixo na cabeça; as pálpebras estão unidas.
- 10ª semana: as alças intestinais ficam visíveis.
- 11ª semana: o intestino retorna para o abdômen.
- 12ª semana: a cabeça ainda é maior do que o corpo; surgem os centros de ossificação primária do esqueleto, principalmente no crânio e nos ossos longos; os membros superiores têm quase seu comprimento relativo final; os membros inferiores têm comprimento relativo menor do que deverão apresentar; a produção de eritrócitos por parte do fígado é reduzida, e o baço começa a executar essa função.

Figura 3.5 – Feto humano com três meses

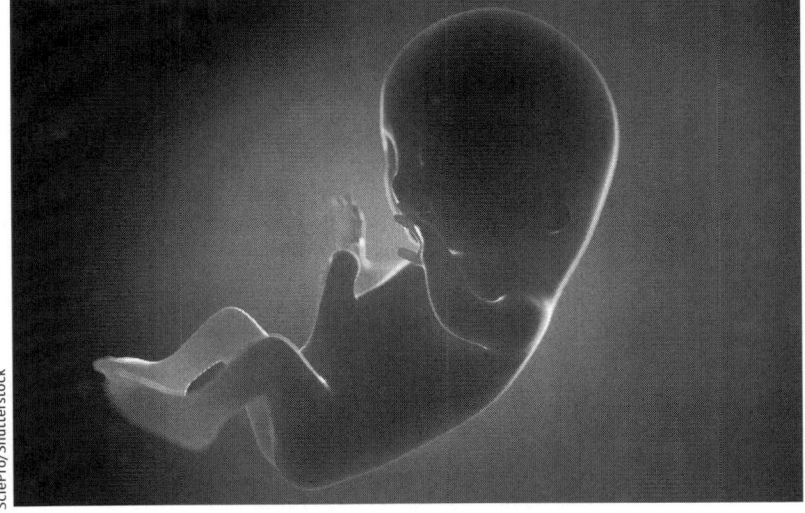

SciePro/Shutterstock

É nesse período da gestação que se inicia a produção de urina, eliminada no líquido amniótico, com parte dela reabsorvida pelo feto depois de ser deglutida. Além disso, os excretas do feto são levados para a circulação materna por meio da membrana da placenta.

Da **13ª a 16ª semanas de gestação**, podemos perceber:

- 14ª semana: a genitália externa pode ser identificada; os movimentos dos membros passam a ser coordenados; podem ser detectadas movimentações lentas dos olhos.
- 16ª semana: a cabeça passa a apresentar um tamanho menor em relação ao corpo; os membros inferiores ficam mais longos; em razão da ossificação mais intensa dos ossos do esqueleto, estes podem ser visualizados nos exames de ultrassom; os ovários se diferenciam e já apresentam folículos primários nos fetos do sexo feminino; os olhos passam a ocupar uma posição mais anterior; as orelhas posicionam-se quase que em sua altura final.

Figura 3.6 – Feto humano com quatro meses

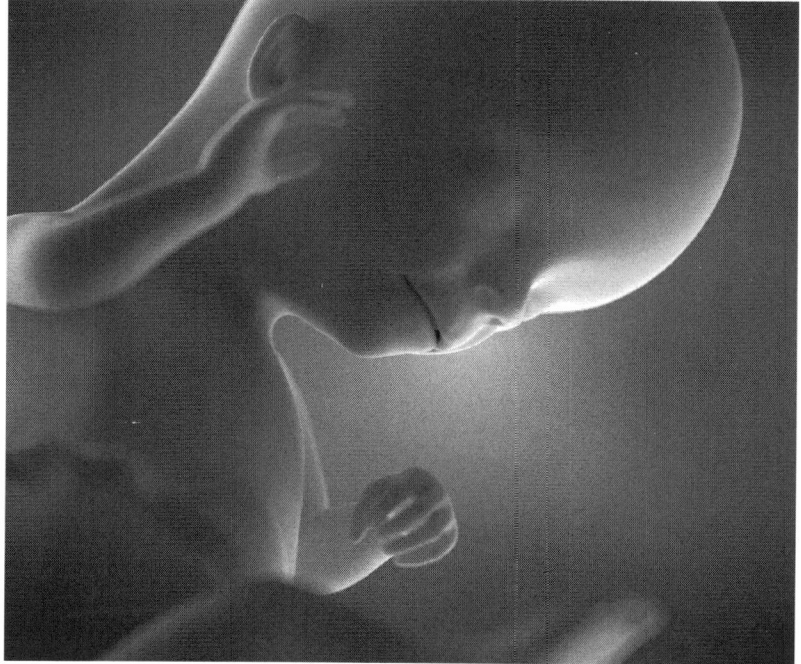

Aspectos dos desenvolvimentos embrionário e fetal

Da **17ª a 20ª semanas de gestação**, podemos perceber:

- 18ª semana: o útero já se encontra formado nos fetos do sexo feminino; inicia-se a canalização da vagina; o ovário já apresenta muitos folículos primários.

- 20ª semana: as sobrancelhas e os cabelos podem ser visualizados; o corpo é recoberto por uma penugem (lanugo), que contribui para manter a adesão do vérnix caseoso à pele; inicia-se a descida dos testículos nos fetos do sexo masculino, que, assim como os ovários, estão localizados na parede posterior do abdômen.

Nesse período, o CRL aumenta aproximadamente 50 mm. Os membros atingem a proporção relativa final, e os movimentos dos membros inferiores tornam-se mais perceptíveis. A pele é revestida pelo vérnix caseoso (gordura), protegendo-a de possíveis abrasões, rachaduras e endurecimentos que possam ser causados pelo líquido amniótico. A gordura marrom é formada e passa a produzir calor, em especial nos recém-nascidos.

Da **21ª a 25ª semanas de gestação**, podemos perceber:

- 21ª semana: os olhos se movimentam mais rápido.

- 24ª semana: as células pneumócitos tipo II, existentes nos pulmões, iniciam a produção e a secreção de surfactante; nos dedos das mãos, podem ser reconhecidas as unhas.

Figura 3.7 – Feto humano com seis meses

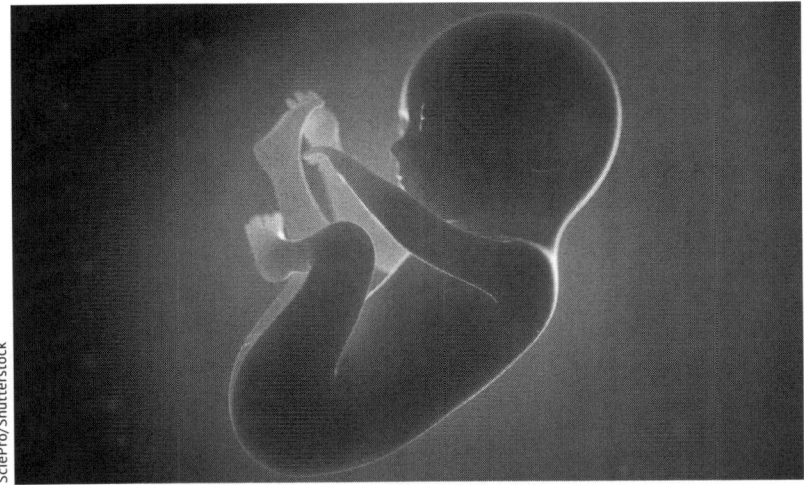

SciePro/Shutterstock

Nesse período, o feto ganha bastante peso, seu aspecto é mais proporcional e a pele é enrugada e translúcida.

Da **26ª a 29ª semanas de gestação**, podemos perceber:

- 26ª semana: os olhos se abrem; o lanugo e os cabelos são mais desenvolvidos; as unhas dos pés podem ser reconhecidas; há uma boa quantidade de gordura sob a pele.
- 28ª semana: o baço deixa de produzir sangue, e essa função passa a ser desempenhada pela medula óssea.

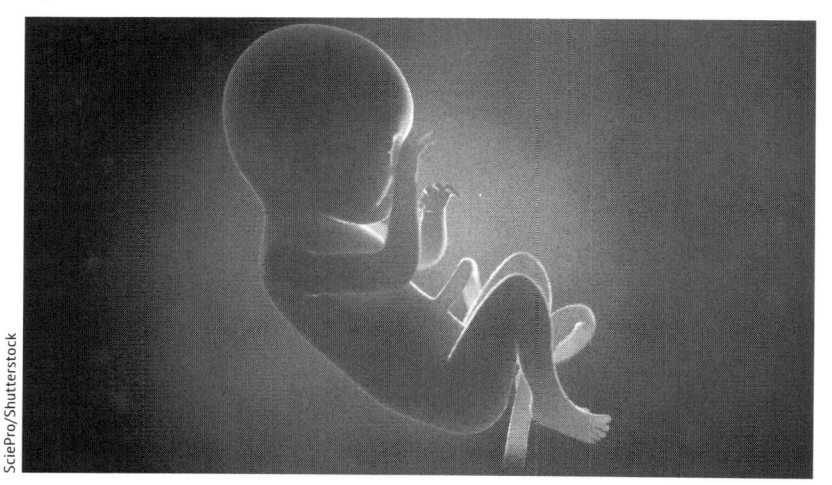

Figura 3.8 – Feto humano com sete meses

Nesse período, os pulmões e os vasos pulmonares já conseguem realizar trocas gasosas e fetos nascidos de forma prematura normalmente sobrevivem. O sistema nervoso central é capaz de coordenar os movimentos respiratórios rítmicos e consegue controlar a temperatura do organismo. A quantidade de gordura amarela passa a representar cerca de 3,5% do peso do corpo.

Da **30ª a 34ª semanas de gestação**, podemos perceber:

- 30ª semana: pode ser estimulado o reflexo pupilar à luz.
- 34ª semana: a pele tem coloração rosada e é lisa; os membros superiores e inferiores têm aspecto mais gordo; a gordura amarela chega a representar 8% do peso do feto.

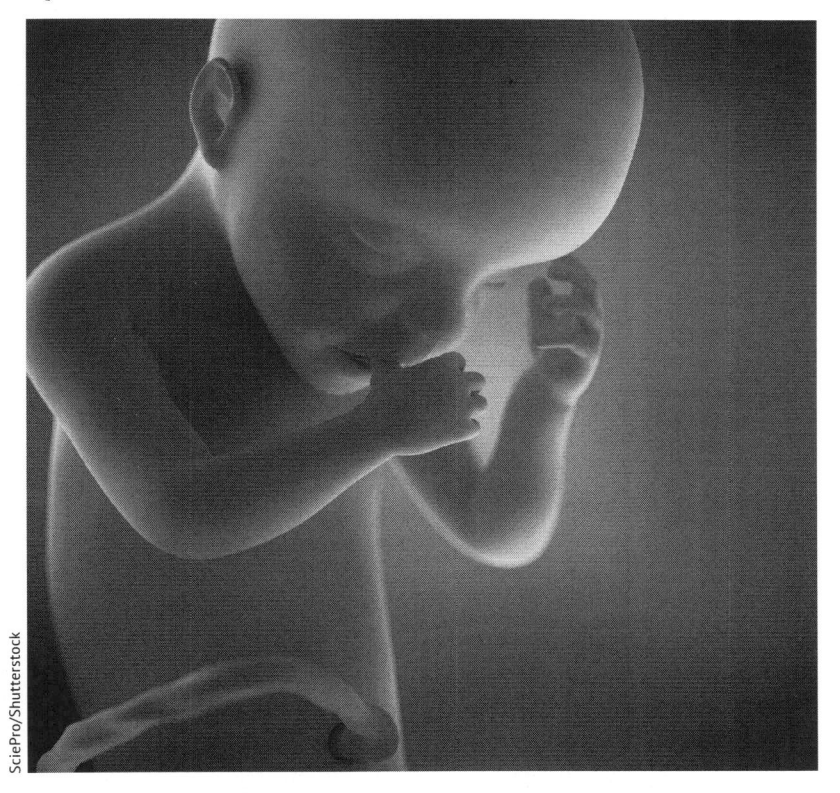

Aspectos dos desenvolvimentos embrionário e fetal

Figura 3.9 – Feto humano com oito meses

Da **35ª a 38ª semanas de gestação**, podemos perceber:

- 35ª semana: o feto já consegue se segurar com firmeza.
- 36ª semana: a circunferência da cabeça e do abdômen têm quase o mesmo tamanho.
- 37ª semana: o sistema nervoso já realiza certas funções integrativas; o feto tem um aspecto mais gordo; o pé é um pouco maior do que o fêmur.
- 38ª semana: o crescimento é lento; o CRL é de 360 mm; o peso é de aproximadamente 3.400 g; a gordura amarela representa aproximadamente 16% do peso; a pele apresenta coloração rosa-azulado; o tórax é mais saliente; os testículos se posicionam no bolsa escrotal nos

fetos do sexo masculino; a cabeça tem um tamanho bem menor do que no início do período fetal, mas ainda constitui uma das maiores partes do corpo do feto.

Figura 3.10 – Feto humano com nove meses

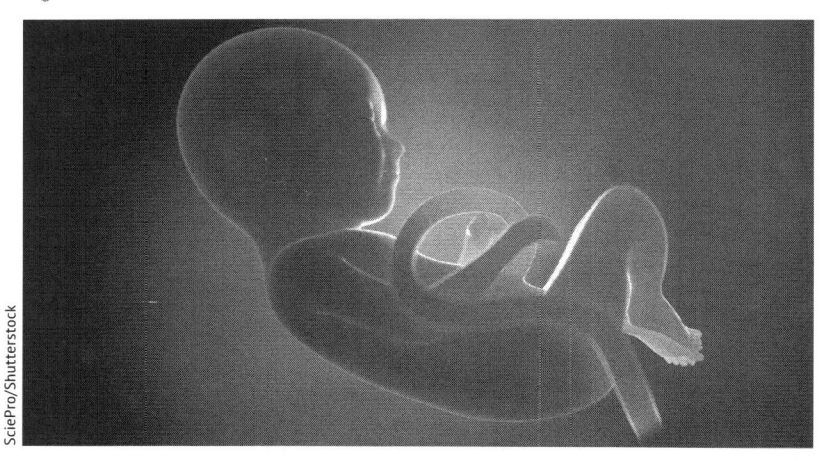

SciePro/Shutterstock

3.3 Fertilização in vitro

A fertilização *in vitro* permite que casais estéreis possam ter filhos. O emprego desse método é indicado, por exemplo, nos casos de infertilidade por anomalias nas trompas que não podem ser revertidas cirurgicamente em virtude de algum fator imunológico, de endometriose ou de algum fator masculino moderado ou grave. Para que esse procedimento seja realizado com sucesso, devem ser reproduzidas, em laboratório, as condições ideais para que ocorram a fecundação e as fases iniciais do desenvolvimento embrionário. Assim, é necessário observar os seguintes aspectos (Moore; Persaud; Torchia, 2012):

- Devem ser administradas doses de gonadotrofinas para estimular o crescimento e a maturação de mais de um folículo ovariano, normalmente entre oito e doze. O controle dessa etapa é feito com realização de exames de ultrassom transvaginal e com a análise de sangue para verificar a quantidade de hormônio estradiol.
- Quando, por exame de ultrassom, for verificado que os folículos ovarianos atingiram um tamanho de 18 a 20 mm e que a quantidade de

Aspectos dos desenvolvimentos embrionário e fetal

estradiol é adequada, deve ser ministrada gonadotrofina coriônica humana (hCG) para que a maturação do ovócito seja concluída.

- Antes da liberação do ovócito, aproximadamente de 36 a 38 horas depois da aplicação do hCG, os ovócitos maduros devem ser puncionados com a utilização de uma agulha de grande calibre. Orienta-se que a punção seja feita por meio de ultrassom. Em seguida, os ovócitos maduros são aspirados e identificados no líquido obtido.
- Os ovócitos obtidos devem ser colocados em uma placa de Petri com meio de cultura e espermatozoides capacitados.
- Com o auxílio de um microscópio, deve ser feito o acompanhamento da fertilização e da segmentação.
- Dependendo da técnica utilizada e do número de pré-embriões formados depois da fertilização, eles podem permanecer no meio de cultura laboratorial de dois a seis dias.
- Os pré-embriões que tiverem entre quatro e oito blastômeros devem ser selecionados e introduzidos no útero. Esse processo é realizado com o auxílio de um cateter especial, que passa pela vagina e pelo canal vaginal até atingir o útero.
- Passados 14 dias da retirada dos ovócitos, deve ser realizado um teste de gravidez.

Figura 3.11 – Etapas da fertilização in vitro

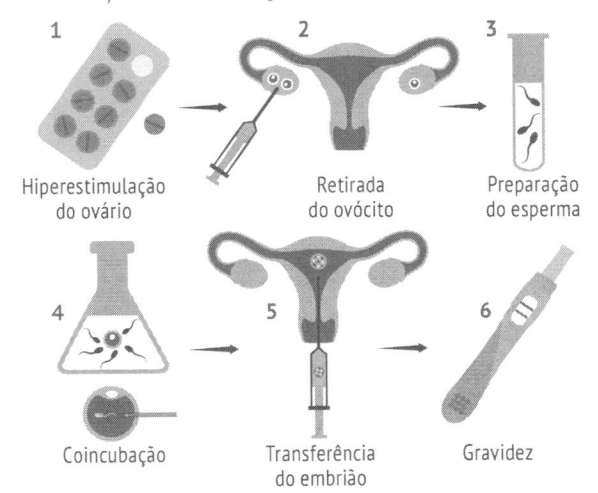

1. Hiperestimulação do ovário
2. Retirada do ovócito
3. Preparação do esperma
4. Coincubação
5. Transferência do embrião
6. Gravidez

Nattle/Shutterstock

Normalmente, no dia seguinte à retirada dos ovócitos maduros, a paciente começa a fazer a reposição de progesterona, que será realizada até o dia do resultado do teste de gravidez. Quando o resultado do teste de gravidez é positivo, a reposição de progesterona continua até a 12ª semana de gestação.

A técnica de **fertilização *in vitro* por injeção intracitoplasmática** de espermatozoide é indicada nos casos em que se verifiquem alterações significativas na quantidade, na movimentação e na estrutura morfológica dos espermatozoides; em que haja algum tipo de bloqueio que impeça a passagem dos espermatozoides do testículo até a uretra; em que os espermatozoides não consigam realizar a fecundação do ovócito; em que existam anticorpos antiespermatozoides que inibam a fertilização; em que a técnica de fertilização *in vitro* descrita anteriormente apresente falhas; em que a qualidade e a quantidade do esperma congelado antes de um tratamento de câncer seja baixa.

A diferença entre a fertilização *in vitro* e a fertilização *in vitro* por injeção intracitoplasmática de espermatozoide reside no fato de que, nesta última, apenas um espermatozoide é introduzido no ovócito com o auxílio de uma micropipeta; na fertilização *in vitro*, milhares de espermatozoides são deixados na placa de Petri e ficam nadando ao redor do ovócito até que um fecunde-o.

3.4 Suplementação durante a gravidez

Estima-se que 41,8% das gestantes do mundo são anêmicas (OMS, 2013). Logo, é de extrema importância que utilizem algum tipo de suplementação alimentar durante a gestação, mas isso só deve ser feito com a orientação de um médico.

Antes de utilizar um suplemento, a gestante deve lembrar que uma dieta variada e saudável deve suprir as necessidades nutricionais desse período. Os suplementos compensam a falta de algum nutriente e não devem ser utilizados como substitutos do alimento.

Aspectos dos desenvolvimentos embrionário e fetal

Nos primeiros meses de gravidez, caso a gestante esteja com muito enjoo, um suplemento pré-natal pode ser indicado para que seja feita de reposição dos nutrientes necessários. Posteriormente, um multivitamínico pré-natal pode ser indicado para que seja mantida a quantidade ideal de nutrientes.

Nos casos de gestantes anêmicas, a Organização Mundial da Saúde (OMS) recomenda a ingestão diária, via oral, de ferro e ácido fólico. Dessa forma, são mínimos os riscos de o recém-nascido ter baixo peso e de a mãe ter anemia e deficiência de ferro (OMS, 2013). Quando não for constatada deficiência de ferro, pode ser indicada a suplementação alimentar com ácido fólico e vitamina D1.

O consumo de pouca quantidade de ácido fólico está relacionado a diferentes patologias, como câncer, doenças cardíacas e deficiências no tubo neural. A ingestão de ácido fólico como suplemento alimentar é indicada para mulheres no início da gestação, porque contribui para a divisão celular acelerada que ocorre durante o desenvolvimento fetal e é indispensável para a síntese de DNA. A suplementação pré-concepcional e nos primeiros três meses de gestação diminuem em até 70% a ocorrência e a recorrência de problemas relacionados com o fechamento do tubo neural. Sugere-se a ingestão de no mínimo 400 μg/dia de ácido fólico no período pré-concepcional até o término do terceiro mês de gestação para reduzir a ocorrência, em recém-nascidos, de alterações congênitas, bem como os casos de anencefalia e espinha bífida (Silva et al., 2018).

A suplementação com vitamina D é indicada para contribuir com o desenvolvimento dos ossos e dos dentes do bebê, pois essa vitamina auxilia na regulação do cálcio e do fosfato.

Além do ácido fólico e da vitamina D, os multivitamínicos pré-natais também trazem em suas fórmulas o ômega 3, o ferro e a vitamina B12. O ômega 3 contribui com o desenvolvimento do cérebro, do sistema nervoso e do coração do bebê. O ferro fornece um suporte para o aumento do volume do sangue e diminui os riscos de anemia. A vitamina B12 ajuda na metabolização do ácido fólico, está relacionada com a liberação da energia existente nos alimentos e auxilia na produção de eritrócitos.

3.5 Teratógenos

Como vimos anteriormente, um teratógeno é um fator ambiental físico, mecânico, químico, biológico ou um estado de carência que causa ou intensifica a ocorrência de anomalias congênitas, que restringe o crescimento ou que leva o embrião ou o feto à morte (Stefani et al., 2018). O ramo da embriologia e da patologia destinado ao estudo da formação, da anatomia do desenvolvimento e da classificação de embriões e fetos malformados é denominada *teratologia*. A teratologia tem como conceito primordial o fato de que certos estágios do desenvolvimento embrionário são mais suscetíveis a perturbações do que outros.

Cerca de 7% a 10% dos defeitos congênitos são decorrentes da ação sobre o desenvolvimento embrionário de algum fármaco, de algum tipo de vírus ou de alguma toxina ambiental.

Os fatores que causam um defeito congênito podem ser separados em três grupos: os fatores genéticos, ou seja, as anormalidades cromossômicas e os genes mutantes, que representam entre 13% e 15% dos defeitos congênitos; os fatores ambientais, que podem ser os fármacos, as drogas e os vírus, que respondem por de 7% a 10% dos defeitos congênitos; e a herança multifatorial, que abrange a ação conjunta dos fatores genéticos e ambientais, responsáveis por entre 20% e 25% dos defeitos congênitos. Além disso, de 50% a 60% dos defeitos congênitos têm causa não determinada (Moore; Persaud; Torchia, 2012).

Entre os anos de 1995 e 2008, nove países latino-americanos registraram 2,7% de casos de malformações congênitas; o Brasil, 14,8% (Stefani et al., 2018).

Mesmo que o desenvolvimento embrionário dependa de forma primária do DNA e que sua modificação possa resultar em uma anomalia, os outros componentes do organismo também podem ser danificados pelo ambiente e levar a uma malformação ou a um efeito teratogênico.

As **anomalias determinadas por modificações do material genético** são submicroscópicas e podem ser agrupadas em anomalias gênicas (mutações) e anomalias cromossômicas. Como exemplos de anomalias submicroscópicas gênicas, temos as mutações puntiformes, as mutações de extensão variável, as mutações silenciosas, a mutação por mudança de enquadramento, a mutação sem sentido e a mutação por expansão de trincas repetidas (Eynard; Valentich; Rovasio, 2011).

Na **mutação puntiforme**, como a anemia falciforme, um par de bases complementares da molécula de DNA é afetado e, quando ocorre sua tradução, acaba resultando na síntese de uma proteína que apresenta uma sequência de aminoácidos diferente da esperada. Na **mutação de extensão variável**, mais de um par de bases complementares da molécula de DNA é afetado. Esses dois tipos de mutações podem ocasionar anormalidades nas células afetadas, como é o caso da anemia falciforme, situação em que, na cadeia da beta-hemoglobina, o códon codificador do aminoácido ácido glutâmico é afetado e, em seu lugar, passa a existir o códon codificador do aminoácido valina.

Na **mutação silenciosa**, um ou mais pares de bases complementares das regiões não codificadoras ou sem sequência controle da molécula de DNA são afetados, provocando modificações que não ocasionam alterações fenotípicas. O aminoácido prolina, codificado pelos códons CCA, CCC, CCG e CCU, pode ser utilizado como exemplo, pois a substituição de sua terceira base nitrogenada (A, C, G ou U) não acarretaria modificação no aminoácido sintetizado.

Na **mutação por mudança de enquadramento**, como a que causa a doença de Tay-Sachs, acontece uma alteração no "marco de leitura" de uma trinca de bases nitrogenadas, em razão da deleção ou inserção de uma ou duas de suas bases nitrogenadas. Assim, a informação é lida como "fora de fase".

Na **mutação sem sentido**, como aquela que causa hemoglobinopatias, há a alteração de uma base nitrogenada que modifica uma trinca codificadora de aminoácido em uma trinca não codificadora ou sem sentido. Isso faz com que seu reconhecimento pelo fator de terminação interrompa a síntese, e uma proteína incompleta é formada.

A **mutação por expansão de trincas repetidas** ocorre em locais da molécula de DNA nos quais existem trincas repetidas. A essa molécula são acrescidas tais repetições e, como resultado, acontece a sobre-exposição das proteínas. São exemplos desse tipo de mutação a doença de Huntington e a síndrome do cromossomo X frágil.

Figura 3.12 – Genética da doença de Huntington: o cromossomo 4, o gene HD e os códons CAG repetidos, resultando em cadeia excessiva de glutamina

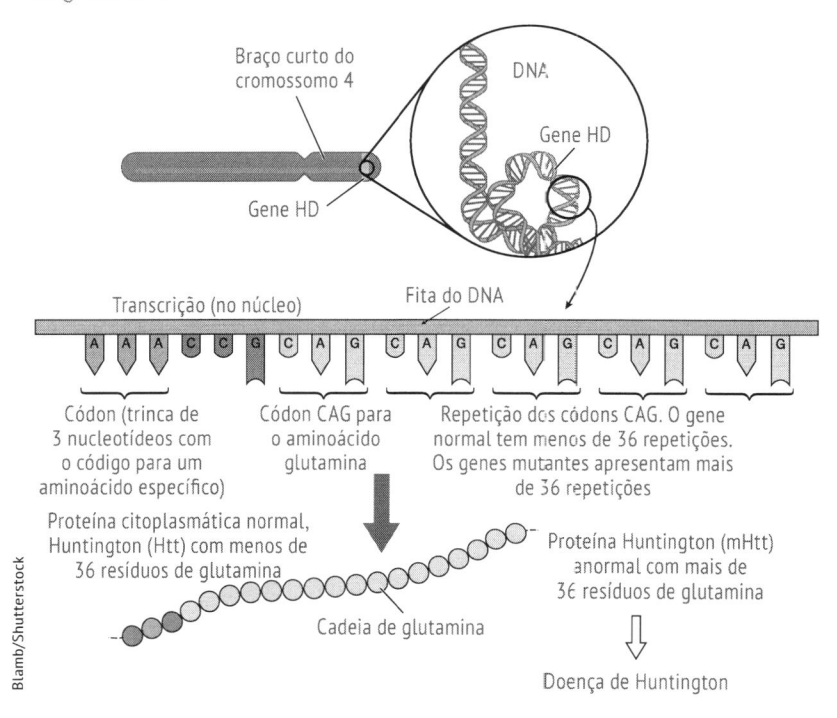

Como exemplos de anomalias submicroscópicas cromossômicas, citamos as malformações dos cromossomos e as alterações numéricas dos cromossomos (Eynard; Valentich; Rovasio, 2011).

As **malformações dos cromossomos** são ocasionadas por alguma modificação na estrutura dos cromossomos que resultam de duplicações, fraturas cromossômicas, inversões, translocações e deleções. Em alguns casos, essas lesões são permanentes e podem ser passadas das células-tronco para as células-filhas; em outros, são transitórias e podem ser reparadas pela célula afetada.

Como casos de **alterações numéricas dos cromossomos**, temos a poliploidia e a aneuploidia. Na poliploidia, ocorre um número maior de cromossomos do que o diploide (2n) esperado, mas sempre múltiplo do valor haploide (n). Portanto, as células somáticas humanas diploides têm 46 cromossomos ou 23 pares e, no caso da poliploidia, podem apresentar 3n, 4n, 5n etc. Na aneuploidia, há a perda ou o ganho de cromossomo não relacionado com o número haploide, provocado pela não separação das cromátides-irmãs. Dessa forma, em uma célula existirão mais cromossomos, e em outra, menos. Se isso acontece na meiose, o resultado é a formação de um gameta aneuploide, que, ao se unir com um gameta normal, dá origem a um zigoto aneuploide. Se o evento ocorre na mitose de um embrião, surgem duas ou mais populações de células com quantidade diferente de cromossomos. Exemplos de aneuploidia são a síndrome de Down, em que o portador tem um cromossomo 21 a mais, e a síndrome de Turner, em que o portador perde um cromossomo X.

As **anomalias por influências ambientais** acontecem porque vários fatores ambientais afetam as vias metabólicas, as cascatas de transdução de sinais e as moléculas-alvo expressadas "corrente abaixo" no DNA. Além disso, esse tipo de agente pode agir em diferentes concentrações para alvos variados, sozinhos ou combinados, com tempos de exposição diferentes e em populações de células embrionárias ou pós-natais. Esse conjunto de situações recebe o nome de *anomalias de origem multifuncional* (Eynard; Valentich; Rovasio, 2011).

Os agentes teratogênicos mais abundantes são as drogas e os produtos químicos do ambiente, como o álcool, o cigarro, a vitamina A, o ácido retinoico, a cocaína, a heroína, a quinina, os medicamentos, o chumbo, o mercúrio, o lítio, o arsênico, os pesticidas e os aditivos dos alimentos, entre outros.

Os efeitos qualitativos e quantitativos dos agentes teratogênicos dependem da composição genética do embrião, por conta das interações entre seus genes e o ambiente; da composição genética da mãe, em virtude de sua capacidade de metabolizar medicamentos, de resistir a infecções e de se relacionar com processos metabólicos que venham a afetar o embrião; da etapa do desenvolvimento embrionário, em que há contato com o agente teratogênico; da quantidade de agente teratogênico e da via pela qual ele foi incorporado ao sistema materno-embrionário-fetal; do período de tempo em que houve exposição ao agente teratogênico; do modo e da ação do agente teratogênico; dos efeitos colaterais dos metabólitos e de derivados dos agentes teratogênicos; de como a anomalia se manifesta, chegando ou não a afetar outros processos, como a morte celular, a malformação anatômica etc. (Eynard; Valentich; Rovasio, 2011).

Os fatores biológicos podem ser reconhecidos como infecções que causam alguma malformação congênita. Seus efeitos teratogênicos vão desde a inibição da divisão por mitose, passando por efeitos citotóxicos ou evento vascular disruptivo do embrião ou do feto, chegando aos processos de reparo que podem ocasionar calcificação ou cicatrização. Alguns microrganismos, por atravessarem a membrana placentária e atingirem a circulação do embrião ou do feto, podem provocar alguma malformação congênita.

Como fator físico que causa malformação congênita, podemos citar a radiação ionizante, que apresenta ondas de alta frequência cuja energia é capaz de causar ionização, levando a danos nos tecidos do embrião ou feto. O efeito desse fator sobre o embrião ou feto está diretamente relacionado à dose à qual ficou exposto e ao momento do desenvolvimento.

Fatores mecânicos, como uma pressão intrauterina anormal, também podem ocasionar malformações congênitas.

No grupo de fatores químicos, estão os fármacos, as drogas (lícitas ou ilícitas) e certos compostos químicos. Os efeitos e os órgãos afetados do embrião ou do feto variam de acordo com as vias embriológicas, os receptores de membrana e os mecanismos de ação do fator químico em questão. Contudo, o momento mais crítico para a teratogênese está compreendido entre a quarta e a oitava semanas de desenvolvimento, pois é nesse período que ocorre a organogênese. No entanto, é preciso ressaltar que o concepto pode ser afetado em qualquer momento de seu desenvolvimento.

Aspectos dos desenvolvimentos embrionário e fetal

Quadro 3.1 – Alguns teratógenos conhecidos e seus defeitos congênitos

TERATÓGENO	MALFORMAÇÃO CONGÊNITA
Infecções	
Citomegalovírus	Corioretinite, icterícia, retardo do desenvolvimento psicomotor/mental, hepatoesplenomegalia, trombocitopenia, perda auditiva neurossensorial, convulsões, microcefalia, hidrocefalia, paralisia cerebral, calcificação encefálica
Herpes vírus	Microencefalia, microftalmia, displasia retiniana, cicatrizes e vesículas na pele, corioretinite, hepatomegalia, trombocitopenia, petéquias, anemia hemolítica, hidroanencefalia
Parvovírus	Anemia fetal, miocardite, hidropsia fetal não imune, anormalidades nos olhos, morte fetal
Rubéola	Catarata, glaucoma, retinite, microftalmia, defeitos cardíacos, surdez neurossensorial, anomalias cardíacas, retardo mental, microcefalia, paralisia cerebral, retardo do crescimento pós-natal, sangramento neonatal, hepatoesplenomegalia, osteopatia, defeitos na dentição
Sífilis	Hidrocefalia, retardo mental, tíbia em lâmina de sabre, osteocondrite, surdez, hepatoesplenomegalia, icterícia, anemia, corioretinite, dentes de Hutchinson, mandíbula protuberante e frontal, nariz em sela
Toxoplasmose	Microcefalia, deficiência mental, microftalmia, hidrocefalia, corioretinite, calcificações cerebrais, hepatoesplenomegalia, perda auditiva, distúrbio neurológico, calcificações periventriculares, ventriculomegalia
Varicela	Hipoplasia de membros, paralisia dos membros, atrofia muscular, síndrome de Horner, cicatrizes cutâneas, atrofia cortical, retardo psicomotor, convulsões, microcefalia, catarata, corioretinite, microftalmia, hidrocefalia, deficiência mental, anomalias urogenitais
Radiação	
Altos níveis de radiação ionizante	Microcefalia, retardamento mental, espinha bífida, anomalias esqueléticas, catarata, palato fendido, defeitos nas extremidades
Fármacos, drogas e compostos químicos	
Ácido retinoico (vitamina A)	Orelhas pequenas e anormais, hipoplasia mandibular, fissura do palato, defeitos cardíacos
Ácido valproico	Defeitos do tubo neural, anomalias cardíacas, craniofaciais e dos membros
Álcool	Microcefalia, restrição do crescimento intrauterino, hidrocefalia, deficiência mental, defeitos no lábio superior, anomalias oculares, fendas palpebrais curtas, defeitos septais cardíacos, anormalidades articulares, disgenesia cerebral, anormalidades no corpo caloso e no cerebelo

(continua)

(Quadro 3.1 – conclusão)

TERATÓGENO	MALFORMAÇÃO CONGÊNITA
Fármacos, drogas e compostos químicos	
Andrógenio e progesterona	Masculinização da genitália feminina (genitália externa ambígua, ocasionando fusão labial e hipertrofia do clitóris), feminização da genitália masculina, hipospádia, anormalidades cardíacas
Arsênico	Anomalias do sistema nervoso, espinha bífida, exencefalia
Carbamazepina	Defeito do tubo neural, defeitos craniofaciais, hipoplasia das unhas, retardo do desenvolvimento
Chumbo	Retardo do crescimento, distúrbios neurológicos
Cocaína	Restrição do crescimento intrauterino, gastrosquise prematuridade, microcefalia, infarto cerebral, defeitos urogenitais, distúrbios neurocomportamentais
Isotretinoína	Anormalidades craniofaciais, hidrocefalia, espinha bífida cística, anormalidades no sistema nervoso central, defeitos cardiovasculares, malformações conotruncais, alterações nos membros, fenda palatina, aplasia tímica
Lítio	Malformações cardíacas
LSD	Defeitos em membros, artrogripose
Mercúrio	Sintomas neurológicos, paralisia cerebral
Metotrexato	Meningoencefalocele, hidrocefalia, anencefalia, ossificação incompleta do crânio, malformações nos membros
Micofenolato	Fissuras faciais, anormalidades na orelha, defeitos conotruncais
Misoprostol	Anormalidades de membros, anormalidades craniais, defeitos do nervo ocular, exposição da dura-máter, defeitos do nervo cranial, distúrbios do espectro autista
Tabaco e nicotina	Retardo no crescimento, microcefalia, anomalias no trato urinário
Talidomida	Meromelia, amelia, focomelia, atresia duodenal, atresia esofágica, defeitos na face, anormalidades da orelha externa, anormalidades em nervos cranianos, agenesia renal, tetralogia de Fallot
Varfarina	Hipoplasia nasal, condrodisplasia, epífises mosqueadas, flanges hipoplásicas, microcefalia, anormalidades oculares, deficiência mental
Poluentes	
Agrotóxicos	Efeitos carcinogênicos e mutagênicos
Carvão	Efeitos carcinogênicos e mutagênicos

Aspectos dos desenvolvimentos embrionário e fetal

Estudo de caso

Uma gestante de 20 anos de idade questionou seu médico a respeito da vulnerabilidade do embrião nas primeiras semanas de gestação.

O médico respondeu que o período embrionário, da quarta à oitava semanas de gestação, é o mais crítico do desenvolvimento, porque nessa fase são formados os mais importantes tecidos e órgãos do corpo e o embrião está mais vulnerável à ação negativa de agentes ambientais, como radiação, drogas e alguns vírus.

Síntese

Neste terceiro capítulo, abordamos o desenvolvimento embrionário, o desenvolvimento fetal, a fertilização *in vitro*, a suplementação durante a gravidez e os teratógenos.

O período embrionário está compreendido entre a quarta e a oitava semanas de gestação. Nos seres humanos, pode ser dividido nas fases do crescimento, da morfogênese e da diferenciação. Durante esse período, são formados os principais tecidos, órgãos e sistemas do corpo. No início da quarta semana, o dobramento do disco embrionário trilaminar achatado, nos planos longitudinal e transversal, altera a forma do embrião, que assume uma forma cilíndrica semelhante à letra C. Os eventos que permitem a formação da cabeça, da cauda e das pregas laterais provocam uma compressão entre o embrião e o saco vitelino. A incorporação do saco vitelino pelo embrião, durante o dobramento, permite a formação do intestino primitivo. O dobramento cefálico ventral acarreta a incorporação de parte da superfície endodérmica pela região cefálica e, com isso, ocorre a formação do intestino anterior. Outra consequência do dobramento cefálico é a movimentação ventral da membrana bucofaríngea e do coração, fazendo com que o encéfalo em formação passe a ser a porção mais cefálica do embrião.

O dobramento caudal ventral faz com que seja incorporada uma porção da endoderme pela extremidade caudal do embrião; com isso, forma-se o intestino posterior. A cloaca é formada pela expansão da região terminal do intestino posterior. Outra consequência do dobramento caudal é a movimentação da membrana cloacal, do alantoide e do pedículo do embrião para a região ventral. O dobramento no plano transversal permite assimilar uma porção do endoderma pelo embrião e, com isso, é formado o intestino médio. O pedículo vitelino representa o local em que o saco vitelino e o intestino médio permanecem unidos. Ao longo do dobramento no plano transversal, são observados os primeiros indícios das paredes lateral e ventral do corpo. A expansão do âmnio faz com que ele circunde o pedículo do embrião, o pedículo vitelino e o alantoide; como consequência, é originado o tecido epitelial de revestimento do cordão umbilical. Como os folhetos embrionários se diferenciam nos tecidos e nos órgãos, até o final do período embrionário os primeiros indícios da formação dos principais sistemas já podem ser detectados.

A morfologia externa do embrião está bem relacionada com o desenvolvimento de encéfalo, coração, fígado, somitos, membros, orelhas, nariz e olhos. Desse modo, na oitava semana de gravidez, o embrião passa a apresentar características de um ser humano. Como no período embrionário são formados os mais importantes tecidos e órgãos do corpo, é o mais crítico do desenvolvimento.

O período fetal está compreendido entre a nona semana de gestação e o nascimento. Nesse período, ocorrem o crescimento acelerado do corpo e a diferenciação de tecidos e sistemas. A redução relativa do crescimento da cabeça em relação ao corpo pode ser observada. O começo da vigésima semana de gestação é caracterizado pelo surgimento do lanugo e do cabelo, e a pele é revestida pela *vernix caseosa*. As pálpebras ficam fechadas durante a maior parte do período fetal, reabrindo apenas por volta da vigésima sexta semana.

Aspectos dos desenvolvimentos embrionário e fetal

Uma aparência rosada e envelhecida do feto, em virtude da pele fina e da pouca gordura sob a pele, pode ser vista até aproximadamente a trigésima semana. Normalmente, nas três últimas semanas de gravidez, ocorre grande formação de gordura e, com isso, o feto passa a apresentar um aspecto liso e gordo. É também nesse período final da gestação que se observa o desenvolvimento final dos tecidos e que os sistemas são adaptados para a transição entre a vida intrauterina e extrauterina.

Vimos, ainda, que a fertilização *in vitro* é indicada, por exemplo, nos casos de infertilidade decorrente de alguma anomalia das trompas que não possa ser revertida cirurgicamente, de algum fator imunológico, de endometriose ou de um fator masculino moderado ou grave. Deve ser feita reposição de progesterona desde o dia em que foram retirados os ovócitos maduros, e ela deve ser interrompida no dia do teste de gravidez. Se o resultado do teste de gravidez for positivo, a reposição de progesterona deve continuar até a décima segunda semana de gestação.

Outro tipo de fertilização *in vitro* ocorre por injeção intracitoplasmática de espermatozoide, recomendada quando há alterações significativas na quantidade, na movimentação e na estrutura morfológica dos espermatozoides; quando a passagem dos espermatozoides do testículo até a uretra é bloqueada; quando os espermatozoides não conseguem realizar a fecundação; quando existem anticorpos antiespermatozoides; quando a técnica de fertilização *in vitro* apresenta falhas; quando a qualidade e a quantidade do esperma congelado antes de um tratamento de câncer é baixa.

Também abordamos os suplementos alimentares, que só devem ser utilizados pelas gestantes, anêmicas ou não, após a consulta com um médico. As necessidades nutricionais da mulher grávida devem, preferencialmente, ser atendidas com uma alimentação variada e saudável.

Para casos de anemia e deficiência de ferro, a OMS recomenda a ingestão diária, via oral, de ferro e ácido fólico. Se não for constatada a deficiência de ferro, pode ser recomendado para a gestante a suplementação alimentar com ácido fólico e vitamina D1. O ácido fólico contribui para o bom desenvolvimento do tubo neural. A vitamina D auxilia no desenvolvimento dos ossos e dentes do bebê. O ferro fornece um suporte para o aumento do volume do sangue e diminui os riscos de anemia. Além desses nutrientes e vitaminas, muitos multivitamínicos têm ômega 3 e vitamina B12 em suas fórmulas.

Por fim, tratamos dos teratógenos, fatores ambientais físicos, mecânicos, químicos e biológicos, ou um estado de carência, que causam ou intensificam a ocorrência de anomalias congênitas, restringem o crescimento ou levam o embrião ou o feto à morte.

As anomalias determinadas por modificações do material genético são submicroscópicas e podem ser agrupadas em anomalias gênicas (mutações) e cromossômicas. Algumas formas de anomalias submicroscópicas gênicas são as mutações puntiformes, as mutações de extensão variável, as mutações silenciosas, a mutação por mudança de enquadramento, a mutação sem sentido e a mutação por expansão de trincas repetidas. São exemplos de anomalias submicroscópicas cromossômicas as malformações dos cromossomos e as alterações numéricas dos cromossomos.

As anomalias por influências ambientais são determinadas porque vários fatores ambientais afetam as vias metabólicas, as cascatas de transdução de sinais e as moléculas-alvo expressadas "corrente abaixo" no DNA. Os agentes teratogênicos mais abundantes são as drogas e os produtos químicos do ambiente. Os efeitos qualitativos e quantitativos desses agentes dependem da composição genética do embrião; da composição genética da mãe; da etapa do desenvolvimento embrionário em que há contato com o agente teratogênico; da quantidade de agente teratogênico; da via de incorporação ao sistema materno-embrionário-fetal; do tempo de exposição; do modo e ação; dos efeitos colaterais dos metabólitos e de derivados dos agentes teratogênicos; de como a anomalia se manifesta.

Aspectos dos desenvolvimentos embrionário e fetal

Atividades de autoavaliação

1. Devem ser ministradas doses de gonadotrofinas na fertilização *in vitro* para estimular:
   a. o crescimento e a maturação dos espermatozoides.
   b. a fertilização do ovócito.
   c. a segmentação do zigoto.
   d. a implantação do pré-embrião.
   e. o crescimento e a maturação mais de um folículo ovariano.

2. Assinale a alternativa que apresenta um fator teratogênico físico:
   a. Vitamina A.
   b. Certos tipos de infecções.
   c. Radiação ionizante.
   d. Chumbo.
   e. Medicamentos.

3. Assinale a alternativa que indica corretamente o nome da alteração cromossômica em que há um número maior de cromossomos do que o diploide (2n) esperado, sendo esse número sempre múltiplo do valor haploide (n):
   a. Poliploidia.
   b. Aneuploidia.
   c. Inversão.
   d. Deleção.
   e. Translocação.

4. A suplementação alimentar com vitamina D contribui com:
   a. o desenvolvimento do cérebro do bebê.
   b. o desenvolvimento dos ossos e dentes do bebê.
   c. a metabolização do ácido fólico.
   d. o aumento do volume de sangue.
   e. o desenvolvimento do coração do bebê.

5. Assinale a alternativa que relaciona uma característica do feto na vigésima quarta semana de gestação:
   a. Os olhos se abrem.
   b. A medula óssea começa a produzir sangue.
   c. A pele apresenta coloração rosada e é lisa.
   d. Têm início a produção e a secreção de surfactante.
   e. A circunferência da cabeça e do abdômen têm quase o mesmo tamanho.

Atividades de aprendizagem

QUESTÕES PARA REFLEXÃO

1. Nos seres humanos, o período embrionário pode ser dividido nas fases de crescimento, de morfogênese e de diferenciação. Descreva o que caracteriza cada uma dessas fases.
2. Relacione as características do feto entre a trigésima quinta e a trigésima oitava semanas de gestação.
3. Qual é a diferença entre a fertilização *in vitro* e a fertilização *in vitro* por injeção intracitoplasmática de espermatozoide?
4. Descreva como ocorre uma anomalia submicroscópica gênica do tipo mutação puntiforme.

ATIVIDADES APLICADAS: PRÁTICA

1. Por que podemos afirmar que a gestante, antes de utilizar um suplemento, deve consultar um médico?
2. De que forma podemos relacionar a ação genética e a ação ambiental na determinação de uma anomalia?

Para saber mais

SCHOENWOLF, G. C. et al. **Larsen**: embriologia humana. Rio de Janeiro: Elsevier, 2016.

Este livro é indicado para o leitor que deseja saber um pouco mais sobre os períodos embrionário e fetal do desenvolvimento. Os temas são abordados com uma linguagem de fácil compreensão e enfatizam a aplicação clínica da embriologia.

Capítulo 4

Tecido epitelial de revestimento e epitélio glandular

Vera Lucia Pereira dos Santos

Tecido epitelial de revestimento e epitélio glandular

Neste capítulo, iniciaremos a abordagem da histologia, ciência que estuda o conjuntivo de células e a presença ou a ausência de um material entre elas, que é denominado *matriz extracelular* ou *matriz intercelular*. Analisaremos os quatro tecidos fundamentais formadores do organismo: epitelial, conjuntivo, muscular e nervoso, destacando as diferenças entre eles e as respectivas características morfológicas.

Discutiremos os tecidos epiteliais de revestimento e o tecido glandular. Também trataremos dos folhetos embrionários que dão origem a eles, com as características morfológicas importantes para se distinguir o epitélio dos demais tecidos, além de suas propriedades especiais.

4.1 Tecido epitelial de revestimento

O tecido epitelial tem origem nos três folhetos embrionários: ectoderme, mesoderme e endoderme. A ectoderme dá origem ao epitélio formador da epiderme da pele e de algumas cavidades naturais, como a boca, as fossas nasais e o ânus; a mesoderme dá origem aos epitélios formadores do tubo digestivo, do pâncreas, do fígado e da árvore respiratória; a endoderme origina os epitélios dos aparelhos reprodutores masculino e feminino e os epitélios restantes.

4.1.1 Características e funções do tecido epitelial

O tecido epitelial apresenta algumas **características** que o distinguem de outros tecidos, como a presença de células bem unidas (em justaposição) por junções celulares, o que torna reduzida ou ausente a matriz extracelular ou intercelular. As células que compõem os epitélios são geralmente poliédricas e têm seis lados, permitindo que troquem materiais com suas células vizinhas; essa troca ocorre por meio de junções do tipo *gap* ou comunicante. O epitélio é um tecido inervado e que não contém vasos sanguíneos (avascularizado).

Figura 4.1 – Epitélio

sciencepics/Shutterstock

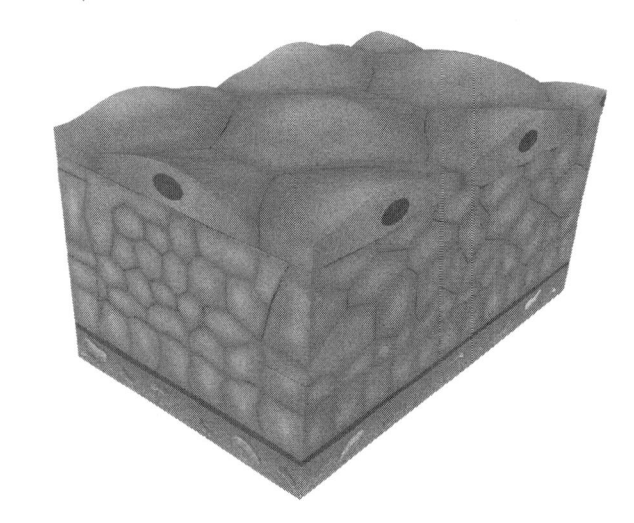

Os epitélios desempenham importantes **funções** para o organismo, tais como o revestimento, a absorção, a captação de estímulos, a secreção e a contração.

Por apresentarem células justapostas, os epitélios revestem o organismo por fora, papel exercido pela epiderme da pele, e por dentro, revestindo as cavidades ocas naturais e os vasos sanguíneos e linfáticos (endotélio).

Quanto à absorção, citamos como exemplo a absorção de nutrientes no intestino delgado e de raios ultravioleta pela epiderme da pele.

A secreção ocorre pelos epitélios formadores das glândulas, e a contração, por meio de células denominadas *mioepiteliais*, que se caracterizam como uma célula muscular lisa e auxiliam na liberação de secreções.

4.1.2 Propriedades gerais dos epitélios

O tecido epitelial apresenta algumas propriedades que serão discutidas em seguida. Entre elas, destacamos a forma de suas células; os tipos de epitélios; a presença de algumas estruturas importantes como o glicocálice; a lâmina e a membrana basal; as junções e as especializações de membrana.

GLICOCÁLICE

O glicocálice é um revestimento celular constituído por cadeias de carboidratos que estabelecem ligações com as proteínas transmembrana (glicoproteínas e proteoglicanos) e com moléculas de fosfolipídios do folheto externo da membrana plasmática (glicolipídios).

Essa estrutura exerce importantes funções nos epitélios, permitindo a adesão entre as células epiteliais, regulando os processos de pinocitose, possibilitando a adesão entre as células epiteliais, protegendo a célula contra danos físicos e químicos e impedindo sua interação com proteínas inadequadas.

LÂMINA E MEMBRANA BASAL

A **lâmina basal** é uma estrutura acelular com espessura aproximada de 20 a 100 nm, composta apenas por macromoléculas como glicoproteínas (laminina, entactina e colágeno tipo IV) e proteoglicano (que contém heparan sulfato – perlecan). Ela separa e ao mesmo tempo prende o epitélio ao seu tecido adjacente, funcionando como um filtro seletivo do que entra e do que sai da célula epitelial.

Figura 4.2 – Lâmina basal

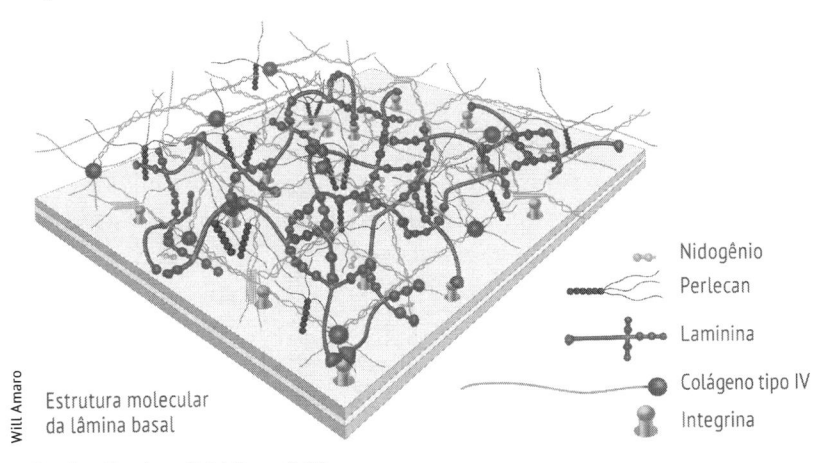

Estrutura molecular da lâmina basal

- Nidogênio
- Perlecan
- Laminina
- Colágeno tipo IV
- Integrina

Will Amaro

Fonte: Santos, 2019, p. 143.

A **membrana basal** é formada pela associação da lâmina basal com fibras reticulares, complexos de proteínas e glicoproteínas. Exerce a mesma função da lâmina basal, porém o tecido adjacente ao epitélio é um tecido conjuntivo.

Figura 4.3 – Membrana basal

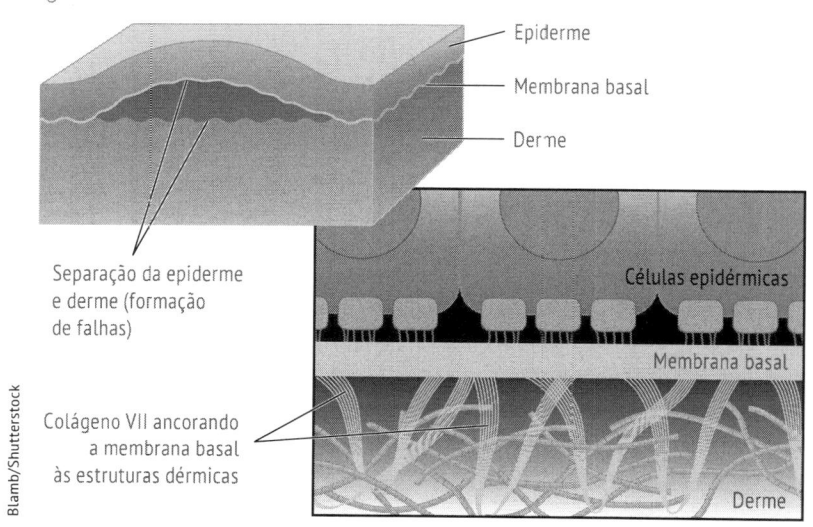

- Epiderme
- Membrana basal
- Derme

Separação da epiderme e derme (formação de falhas)

Células epidérmicas

Membrana basal

Colágeno VII ancorando a membrana basal às estruturas dérmicas

Derme

Blamb/Shutterstock

A presença da lâmina basal permite a descrição da polaridade celular, que são polos ou regiões localizadas nas células epiteliais e que permitem a análise e a descrição morfológica de uma célula epitelial. O polo (ou região) mais próximo da lâmina basal denomina-se *polo* ou *região basal*; o polo (ou região) próximo da luz de um órgão ou do ápice celular é chamado de *polo* ou *região apical*; a região entre os dois polos (basal e apical) chama-se *polo/região mediano* ou *central*.

Tecido epitelial de revestimento e epitélio glandular

Figura 4.4 – Polaridade celular e regiões de polo basal e polo apical

Fonte: Santos, 2019, p. 143.

JUNÇÕES E ESPECIALIZAÇÕES DE MEMBRANA

A manutenção da justaposição das células epiteliais é garantida graças à presença das **junções** celulares, como a junção oclusiva e adesiva, dos desmossomos, dos hemidesmossomos, além da junção comunicante, ou *gap*, ou de canal.

Figura 4.5 – Junções oclusiva, adesiva e desmossomo (a figura mostra 1 desmossomo apenas)

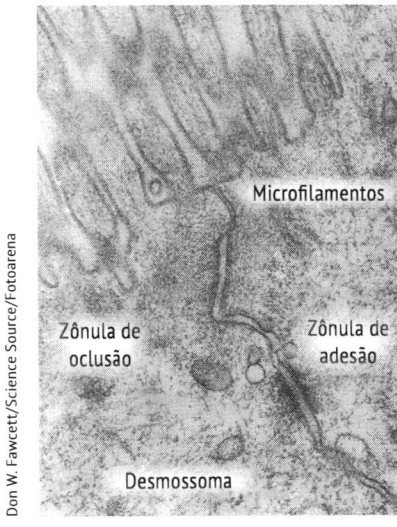

A **junção oclusiva** é encontrada no ápice celular em contato com a luz de um órgão e une bem uma célula a outra. A **junção adesiva** fica logo abaixo da oclusiva e também une uma célula a outra. Os **desmossomos** são junções em forma de botões que unem as células pontualmente. Os **hemidesmossomos** são responsáveis por ligar as células à lâmina basal. Por fim, a **junção comunicante**, ou *gap*, ou de canal, permite trocas de materiais entre as células.

Figura 4.6 – Junção comunicante ou gap

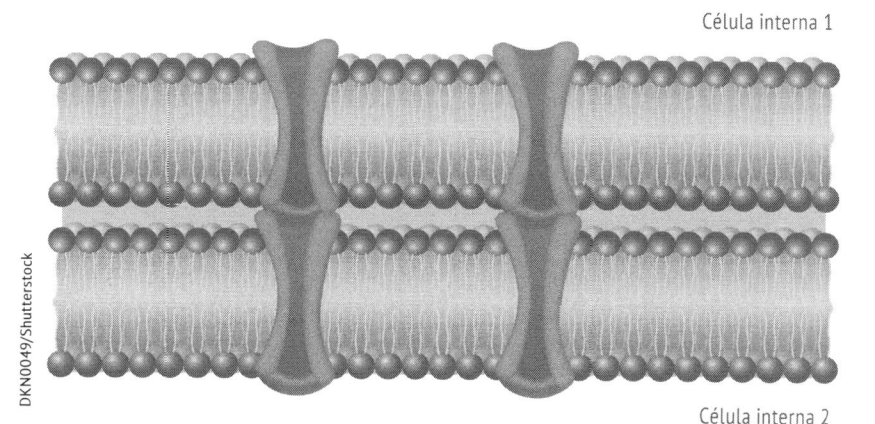

Célula interna 1

Célula interna 2

DKN0049/Shutterstock

As **especializações** de membrana encontradas nos epitélios são: cílios, estereocílios, microvilosidades e interdigitações.

Os **cílios** promovem movimentos entre os líquidos, podendo ser encontrados no epitélio respiratório e nas tubas uterinas. Os **estereocílios** são encontrados nos epidídimos, e as **microvilosidades**, no epitélio do intestino delgado; ambos são responsáveis por aumentar as superfícies celulares e de absorção. As **interdigitações** são reentrâncias e saliências que aumentam as superfícies celulares e de absorção, movimentam partículas e aumentam a área de adesão entre as células do trato intestinal.

Tecido epitelial de revestimento e epitélio glandular

Figura 4.7 – Eletromicrografia de microvilos ou microvilosidades

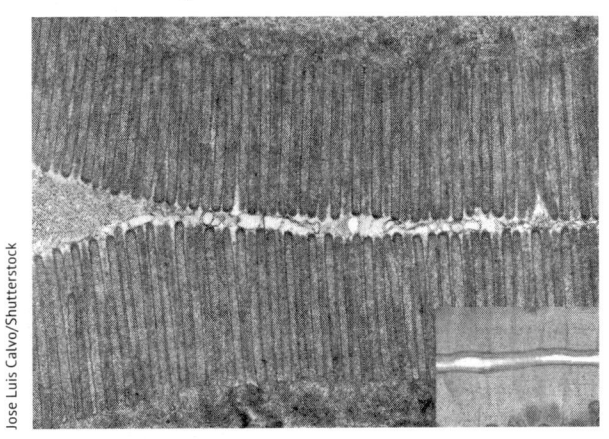

Figura 4.8 – Micrografia de cílios em células: epitélio pseudoestratificado da traqueia

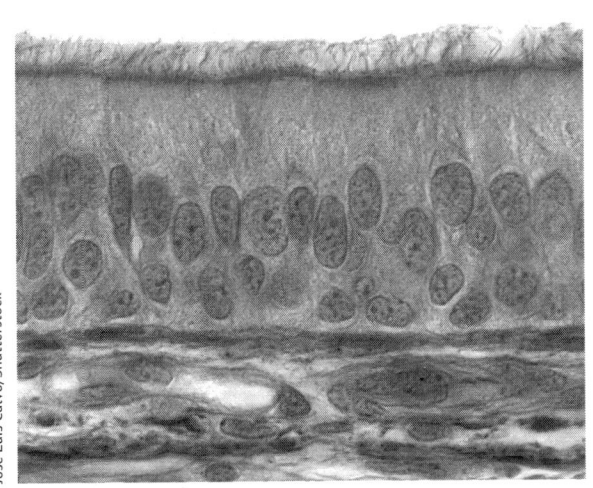

4.1.3 Classificação do tecido epitelial

Quando as células epiteliais são examinadas ao microscópio óptico ou de luz, não ficam nítidos os limites entre as células. Nesse caso, a forma do núcleo dá uma ideia da forma da célula, pois o eixo maior do núcleo acompanha o eixo maior da célula.

São encontrados **três tipos ou formas de células epiteliais**: as cilíndricas, cujo núcleo é mais alto do que largo; as cúbicas, com um núcleo esférico e central; e as pavimentosas, cujo núcleo é mais largo do que alto.

A **classificação dos epitélios** está baseada no número de camadas que o tecido apresenta e na forma das células epiteliais, as quais podem ser simples, estratificadas, pseudoestratificadas e de transição.

No **epitélio simples**, há apenas uma camada de células; o estratificado é formado por mais de uma camada de células; o pseudoestratificado, por uma só camada de células cilíndricas com diferentes alturas. Por fim, o epitélio de transição é um epitélio estratificado cujas células se encontram em contato com a luz do órgão e modificam sua forma conforme a anatomia e a fisiologia.

No quadro a seguir, vejamos a classificação de alguns tipos de epitélios e o local em que são encontrados.

Quadro 4.1 – Tipos de epitélios e sua localização

Tecido	Número de camadas	Tipo de células	Localização
Tecido epitelial de revestimento	Simples	Cilíndricas	Vesícula biliar e intestino delgado
		Cúbicas	Ovário
		Pavimentosas	Endotélio e mesotélio
	Estratificado	Pavimentosas queratinizadas	Epiderme da pele
		Pavimentosas não queratinizadas	Esôfago
		Cilíndricas	Conjuntiva do olho
	Pseudoestratificado	Cilíndricas	Ductos do epidídimo e canal deferente
		Cilíndricas ciliadas com glândulas caliciformes	Vias aéreas, traqueia e brônquios

Tecido epitelial de revestimento e epitélio glandular

Figura 4.9 – Diferentes tipos de tecidos epiteliais

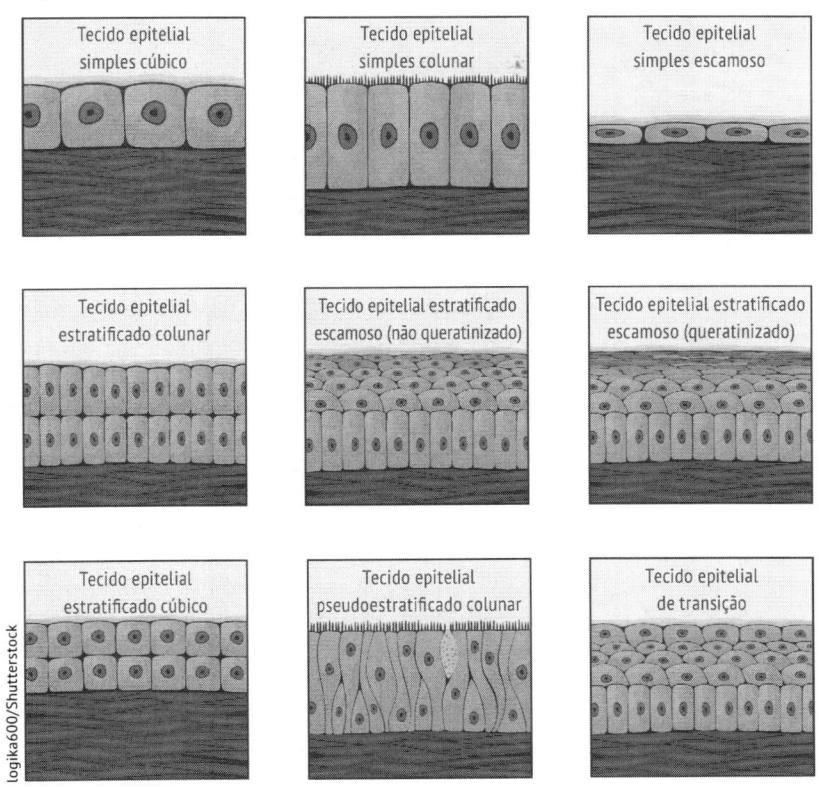

Tecido epitelial simples cúbico	Tecido epitelial simples colunar	Tecido epitelial simples escamoso
Tecido epitelial estratificado colunar	Tecido epitelial estratificado escamoso (não queratinizado)	Tecido epitelial estratificado escamoso (queratinizado)
Tecido epitelial estratificado cúbico	Tecido epitelial pseudoestratificado colunar	Tecido epitelial de transição

logika600/Shutterstock

A figura seguinte mostra uma micrografia de epitélio simples ciliado com uma única camada de células colunares e cílios abundantes localizados em sua borda apical, corado com hematoxilina e eosina (H&E).

Figura 4.10 – Micrografia de tecido epitelial simples

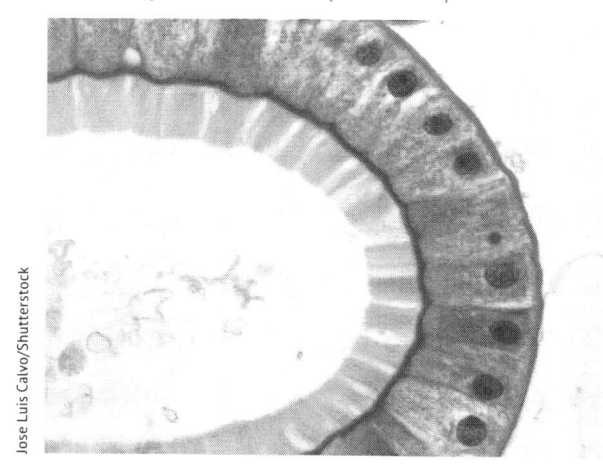

Já na figura a seguir, temos uma micrografia de epitélio de revestimento da superfície lingual ou superior da epiglote. É um epitélio escamoso estratificado não queratinizado. Na parte de baixo da imagem, está o tecido conjuntivo da lâmina própria, corado com H&E.

Figura 4.11 – Micrografia de tecido epitelial estratificado

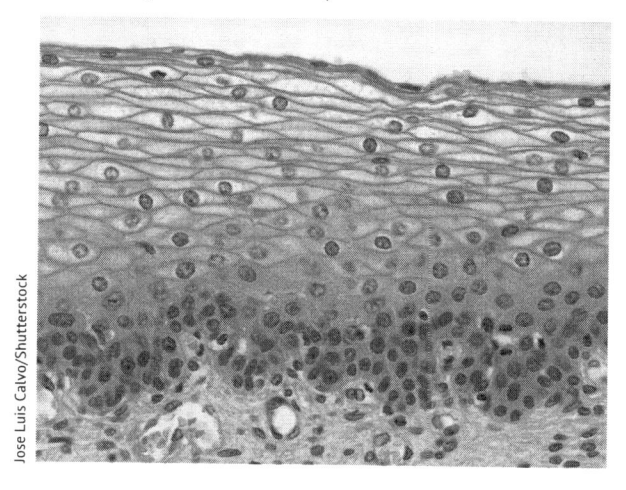

Por fim, a imagem seguinte corresponde à micrografia do epitélio colunar pseudoestratificado ciliado de um brônquio (epitélio respiratório), corado com H&E. Cílios, corpos basais e células caliciformes são claramente mostrados.

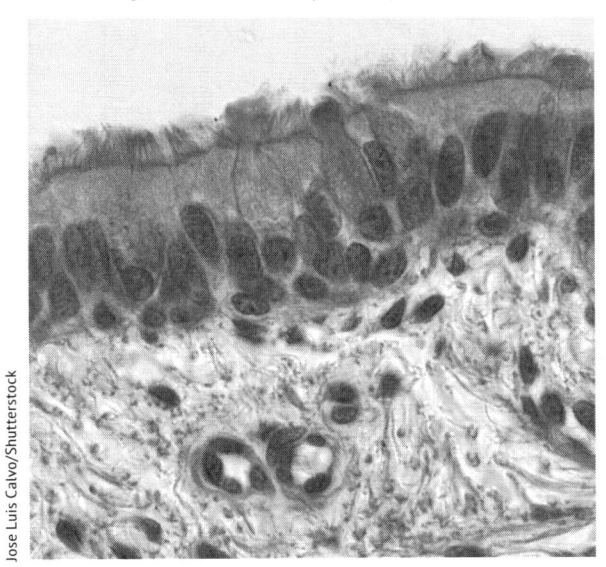

Figura 4.12 – Micrografia de tecido epitelial pseudoestratificado

4.1.4 Nutrição e renovação dos epitélios

Como os epitélios são avascularizados, os nutrientes e o oxigênio vão para as células por meio dos vasos sanguíneos presentes no tecido conjuntivo adjacente.

Os nutrientes saem de arteríolas e capilares por permeabilidade, difundem-se pela matriz extracelular do tecido conjuntivo, passam pela membrana basal e chegam a um número variável de camadas celulares para atingir as células mais superficiais.

A renovação dos epitélios ocorre constantemente graças a uma atividade mitótica contínua e, dependendo do local em que as células epiteliais se encontram, pode ocorrer em poucos dias ou ser mais demorada.

4.2 Epitélio glandular

O tecido glandular é um epitélio especializado cujas células produzem e liberam substâncias denominadas *secreções*. Tem origem em um epitélio de revestimento, no qual as células se proliferam (por mitose) e invadem o tecido subjacente, com posterior diferenciação para formação da glândula.

Figura 4.13 — Origem das glândulas exócrinas e endócrinas

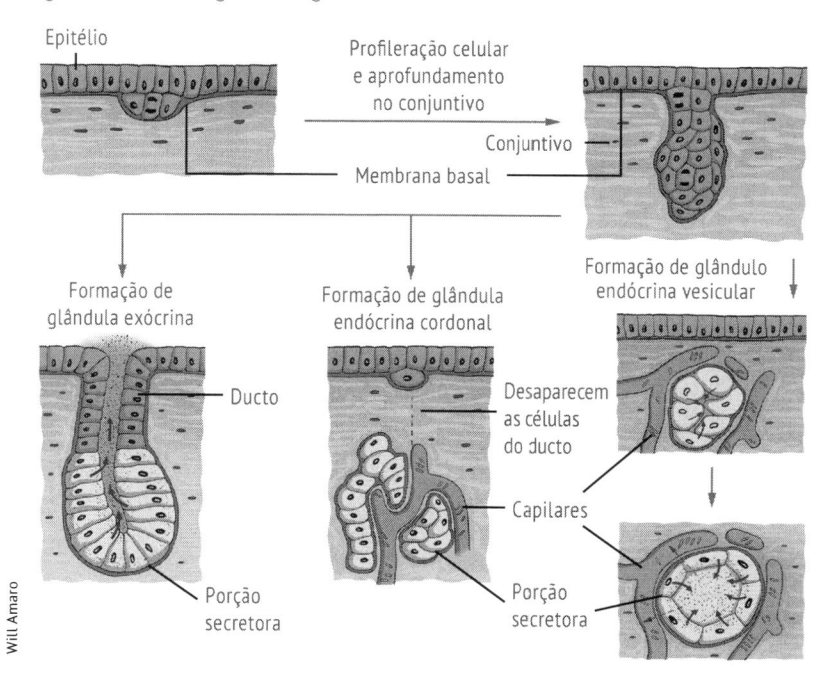

Fonte: Santos, 2019, p. 146.

Tecido epitelial de revestimento e epitélio glandular

Figura 4.14 – Tipos de glândulas

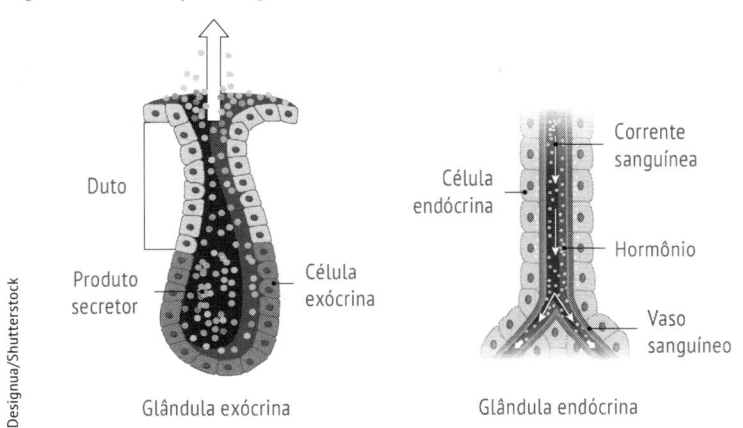

Duto

Produto secretor

Célula exócrina

Glândula exócrina

Célula endócrina

Corrente sanguínea

Hormônio

Vaso sanguíneo

Glândula endócrina

São encontrados três tipos de glândulas: exócrinas, endócrinas e mistas, as quais analisaremos na sequência.

4.2.1 Glândulas exócrinas

São responsáveis por liberar a secreção para uma superfície epitelial por meio de ductos. Apresentam duas partes: o **ducto secretor**, cuja função é transportar a secreção para o exterior da glândula, e a **porção secretora** ou **adenômero**, cujas células são responsáveis pela síntese do produto de secreção. Como exemplos de glândulas exócrinas, podemos citar as glândulas sudoríparas, sebáceas, mamárias, salivares e lacrimais.

As glândulas exócrinas são classificadas quanto ao número de células, quanto à forma do ducto secretor e da porção secretora e quanto à natureza e à forma da secreção.

Quanto ao **número de células**, as glândulas exócrinas podem ser unicelulares, quando formadas por uma única célula secretora, e pluricelulares, quando tiverem porção secretora e ducto secretor.

Quanto à **forma do ducto secretor**, este pode ser dividido em simples, quando ele não se ramifica, e composto, quando se ramifica. Já a **porção secretora** pode apresentar a forma acinosa ou acinar (redonda ou esférica), tubular (em forma de tubo alongado) ou túbulo-acinosa (associação de ambas as formas).

Figura 4.15 – Classificação das glândulas quanto à porção secretora

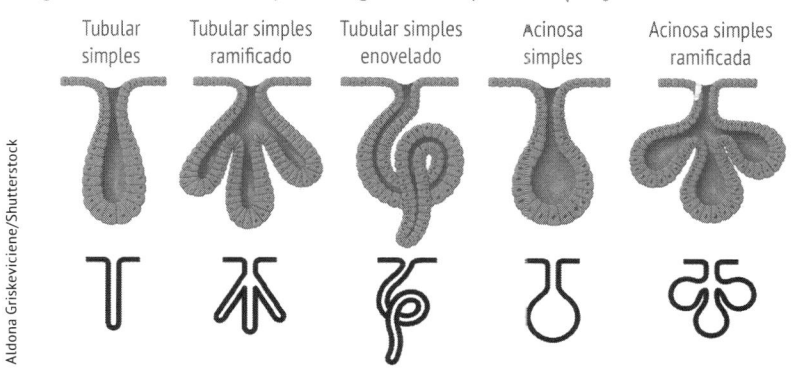

Tubular simples	Tubular simples ramificado	Tubular simples enovelado	Acinosa simples	Acinosa simples ramificada

Aldona Griskeviciene/Shutterstock

Quanto à **natureza da secreção**, podem ser co tipo mucosas, que secretam glicoproteínas; serosas, que secretam um líquido aquoso, rico em enzimas; mistas, tanto com porções secretoras que produzem secreção mucosa quanto com aquelas que produzem secreção serosa.

De acordo com a **forma de secreção**, as glândulas exócrinas podem ser holócrinas, quando a célula toda se destaca da glândula, levando o produto de secreção; merócrinas, quando somente o produto de secreção é eliminado por exocitose; apócrinas, quando o produto de secreção é eliminado com parte do citoplasma apical.

Figura 4.16 – Forma de secreção das glândulas exócrinas

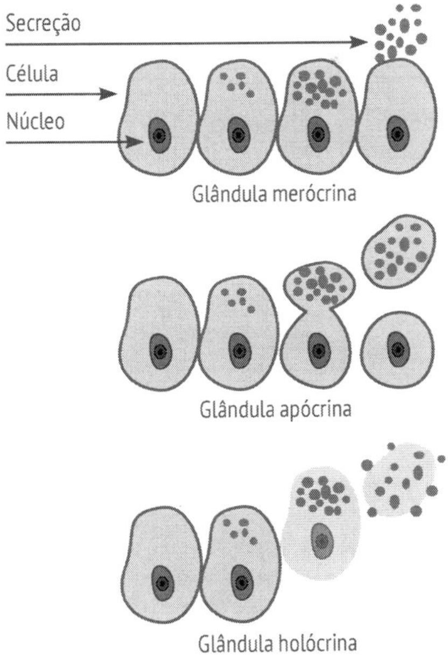

Secreção
Célula
Núcleo

Glândula merócrina

Glândula apócrina

Glândula holócrina

Fonte: Santos, 2019, p. 148.

4.2.2 Glândulas endócrinas

Não apresentam ductos e liberam seus produtos de secreção (hormônios) nos vasos sanguíneos, para serem distribuídos.

São classificadas de acordo com o **arranjo de suas células** em cordonal, quando as células se dispõem em cordões que se anastomosam entre si, ficando separadas por capilares sanguíneos, dentro dos quais são secretados os produtos elaborados pela glândula; e em vesicular, quando as células agrupam-se, formando vesículas, constituídas por uma só camada celular, limitando um espaço cheio de substância.

Como exemplos de glândulas endócrinas cordonais, temos a suprarrenal, o lobo anterior da hipófise e a paratireoide e de glândulas endócrinas vesiculares, a tireoide.

4.2.3 Glândulas mistas

São formadas por regiões secretoras endócrinas e exócrinas. Como exemplo de glândula mista, podemos citar o pâncreas, no qual a região endócrina produz os hormônios insulina e glucagon, e a região exócrina, o suco pancreático, rico em enzimas digestivas.

Figura 4.17 – Pâncreas: glândula mista

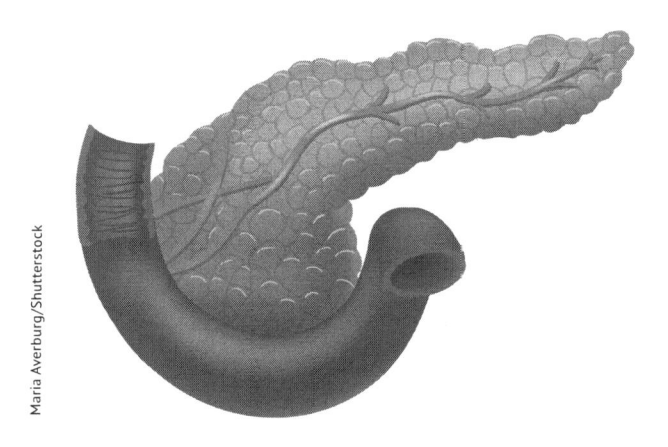

Maria Averburg/Shutterstock

Estudo de caso

O senhor João, de 50 anos de idade, procurou o serviço de emergência de um hospital com fortes dores abdominais. Ele relatou ao médico que a dor começou no lado direito e passou para o restante da barriga. A filha, que o acompanhava, informou que levou o pai ao hospital porque ele acreditou que poderia estar enfartando.

João foi encaminhado para realizar alguns exames e foi constatado que ele estava com alguns cálculos na vesícula biliar. O órgão foi retirado por cirurgia.

De acordo com Junqueira e Carneiro (2018, p. 326), "a vesícula biliar absorve água da bile, armazenando-a em uma forma concentrada". Isso ocorre por um mecanismo de transporte ativo de sódio, através das células epiteliais que se encontram em contato com a luz da vesícula.

Tecido epitelial de revestimento e epitélio glandular

De acordo com a professora Laura Leite (2020), da Universidade Federal de Juiz de Fora (UFJF):

> A bile que sai do fígado é composta basicamente por água, sais biliares, bilirrubina, colesterol e eletrólitos. Esta sofre alterações em sua concentração durante seu armazenamento biliar. Isso se deve ao fato do epitélio da vesícula absorver água e eletrólitos, tornando a bile uma secreção até 20 vezes mais concentrada. Contudo, quando ocorre desequilíbrio em sua constituição, pode haver supersaturação de alguns elementos da bile que propiciam a formação de cálculos. A maioria dos cálculos ocorre por supersaturação de colesterol, a qual forma os cálculos amarelos; por processos infecciosos, que predispõem os cálculos marrons; e por cirrose hepática e anemias hemolíticas (hemólise excessiva no fígado), os quais favorecem a formação dos cálculos negros.

Síntese

Neste capítulo, abordamos o tecido epitelial de revestimento e o tecido epitelial glandular.

O tecido epitelial de revestimento se origina dos três folhetos embrionários (ectoderme, mesoderme e endoderme), formados durante o processo de gastrulação. Esse tipo de tecido apresenta algumas características morfológicas que o distinguem dos tecidos conjuntivo, muscular e nervoso, como células em justaposição, geralmente de forma poliédrica; presença de pouca ou nenhuma matriz extracelular ou intercelular; tecido avascularizado e com muitas terminações nervosas. Além disso, tem algumas estruturas que desempenham importantes funções no organismo, como o glicocálice; a lâmina e a membrana basal; as junções celulares, como a oclusiva, a adesiva, os desmossomos, a *gap* e os hemidesmossomos; as especializações de membrana, como as microvilosidades, os estereocílios, os cílios e as interdigitações.

Ainda tratamos da classificação dos epitélios de revestimento: quanto ao número de camadas (simples, estratificado e pseudoestratificado) e à forma das células (cilíndricas, cúbicas ou pavimentosas). Destacamos como ocorre a nutrição e a renovação das células epiteliais.

A respeito do tecido epitelial glandular, versamos sobre a origem embrionária dos três tipos de glândulas (exócrinas, endócrinas e mistas). Ao compararmos morfologicamente esses tipos, destacamos que as glândulas exócrinas são formadas por um ducto secretor e uma porção secretora; já as glândulas endócrinas têm apenas a porção secretora, cujas células estão em íntimo contato com os vasos sanguíneos. As glândulas mistas, por sua vez, são formadas por uma região exócrina e uma região endócrina.

Também citamos que as glândulas exócrinas podem ser do tipo unicelular ou pluricelular; seu ducto pode ser simples ou ramificado; a porção secretora pode ser do tipo acinosa, tubular ou túbulo-acinosa; podem produzir secreções do tipo mucosa, serosa ou mista; podem liberar seus produtos de forma merócrina, apócrina ou holócrina. Já as glândulas endócrinas podem ser do tipo cordonal ou vesicular.

Atividades de autoavaliação

1. As glândulas sebáceas são encontradas por todo o corpo, mergulhadas na derme e na epiderme. São lobulares e apresentam ductos simples e curtos. Seu produto de secreção, o sebo, é uma mistura semelhante à cera, formada por colesterol e triglicerídeos, e contribui para a manutenção da textura da pele e da flexibilidade do pelo. Suas células secretoras amadurecem, morrem e tornam-se o produto de secreção. Assinale a alternativa que indica a forma pela qual a secreção é eliminada pelas células:
    a. Mista.
    b. Merócrina.
    c. Endócrina.

Tecido epitelial de revestimento e epitélio glandular

   d. Holócrina.
   e. Apócrina.
2. O limite entre o tecido epitelial e o tecido conjuntivo adjacente:
   a. é a lâmina basal.
   b. é sempre indefinido, embora se saiba que existe.
   c. é inexistente, já que os epitélios não se limitam com o conjuntivo.
   d. é inexistente, pois não é visível ao microscópio óptico.
   e. é a membrana basal.
3. Algumas características diferem o tecido epitelial de outros tecidos. Entre elas, é possível destacar:
   a. Muita substância extracelular e células bem unidas, em razão da presença de estruturas que permitem uma forte união entre elas.
   b. Ausência de ectoderme, grande quantidade de proteoglicanos e junções comunicantes.
   c. Pouca substância intercelular e células bem unidas, em virtude da presença de estruturas que permitem uma forte união entre elas.
   d. Uma lâmina basal rica em substâncias que permitem o intercâmbio de substâncias entre o epitélio e o conjuntivo.
   e. Presença de proteínas e muco entre as células, pouca quantidade de laminina e coesão entre as células.
4. O pênfigo bolhoso, uma doença autoimune rara, é causado por autoanticorpos que se ligam a alguns dos componentes proteicos dos hemidesmossomos. Os indivíduos afetados por essa doença têm bolhas na pele da virilha e da axila, sobre as áreas de flexão e frequentemente na cavidade oral. Felizmente, isso pode ser controlado por esteroides e drogas imunossupressoras. A função do hemidesmossom é ligar:
   a. as células epiteliais à lâmina basal.
   b. o epitélio à membrana basal.
   c. o tecido epitelial ao tecido conjuntivo.
   d. o epitélio às fibras colágenas.
   e. as células epiteliais às fibras reticulares.

5. A pele é um dos maiores órgãos, atingindo 16% do peso corporal. Tem como função principal recobrir a superfície do corpo. É constituída por uma porção epitelial, a epiderme, e uma porção conjuntiva, a derme. Quando a epiderme é tracionada ou pressionada, suas células epiteliais não se separam porque apresentam:

a. um tecido conjuntivo subjacente resistente.
b. estruturas juncionais que permitem uma intensa adesão entre as células.
c. microvilosidades e cílios que possibilitam uma resistência.
d. expansões da membrana plasmática com acompanhamento do núcleo.
e. uma resistente estrutura rica em colágeno que garante a união das células.

Atividades de aprendizagem

QUESTÕES PARA REFLEXÃO

1. Durante o desenvolvimento embrionário, no processo de gastrulação, ocorre a formação de três folhetos embrionários. Descreva aqueles que dão origem aos epitélios e evidencie as regiões que cada um forma.

2. Uma glândula endócrina não tem ducto excretor, apenas a porção secretora ou adenômero, e uma glândula exócrina tem ducto e adenômero. Diferencie os dois tipos de glândulas quanto ao seu funcionamento.

3. As células epiteliais não têm suprimento sanguíneo, portanto são avasculares. No entanto, as células que compõem os epitélios necessitam de nutrientes importantes, como aminoácidos, ácidos graxos, açúcares, íons etc., para sua sobrevivência. Descreva de que maneira ocorre a nutrição das células epiteliais.

4. Levando-se em conta a presença da lâmina basal, podemos descrever morfologicamente as células epiteliais quanto a seus polos (ou regiões). Cite e caracterize cada um dos polos (ou regiões) de uma célula epitelial.

Tecido epitelial de revestimento e epitélio glandular

ATIVIDADES APLICADAS: PRÁTICA

1. Em contato com a luz dos órgãos e estabelecendo ligação forte entre os componentes do folheto externo da membrana plasmática, há uma camada de carboidratos denominada *glicocálice*, que desempenha importantes funções. Cite os componentes do glicocálice e as funções exercidas por ele nas células epiteliais.

> **Para saber mais**
>
> VOCÊ e o doutor: saiba tudo sobre os distúrbios da tireoide. **Hoje em dia**. Disponível em: <https://www.youtube.com/watch?v=vpZG0zh4SEM>. Acesso em: 7 out. 2020.
>
> Este é um vídeo sobre a tireoide. Nele, o médico Antonio Sproesser explica quais são os hormônios produzidos por essa glândula, seu papel no organismo e o que acontece em caso de doença. Ainda apresenta os sinais de doença tireoidiana, os tratamentos recomendados, o entendimento do hipotireoidismo e a diferença entre hipo e hipertireoidismo.

Capítulo 5

Tecido conjuntivo

Vera Lucia Pereira dos Santos

Tecido conjuntivo

Neste capítulo, vamos abordar o tecido conjuntivo. Iniciaremos com sua origem embrionária, suas características e suas funções. Apresentaremos os tipos de células e os componentes formadores da matriz extracelular.

Explicaremos, ainda, o tecido conjuntivo propriamente dito, representado pelos tecidos conjuntivo frouxo; conjuntivo denso modelado; conjuntivo denso não modelado. Também trataremos dos tecidos conjuntivos com propriedades especiais, como tecido reticular, tecido elástico, tecido mucoso, tecido adiposo, tecido cartilaginoso e tecido ósseo.

5.1 Origem embrionária e características gerais do tecido conjuntivo

O tecido conjuntivo tem origem no folheto embrionário mesoderme. Durante a fase embrionária, esse folheto diferencia-se em um tecido embrionário denominado *mesênquima* ou *tecido mesenquimal*. Este dá origem a todos os tecidos conjuntivos e tem como componentes uma matriz extracelular (MEC) embrionária e as células mesenquimais indiferenciadas (embrionárias), que apresentam muitas projeções citoplasmáticas. Essas células dão origem a todas as células conjuntivas e sintetizam todas as macromoléculas da matriz extracelular embrionária.

Apresenta características que o distinguem dos demais tecidos (epitélio, muscular e nervoso): abundante matriz extracelular ou intercelular; grande variedade celular; amplamente espalhado pelo organismo; diversificação funcional; presença de vasos sanguíneos e vasos linfáticos.

5.2 Constituição do tecido conjuntivo

No tecido conjuntivo, são encontradas as células residentes, como fibroblasto, macrófago, plasmócito, pericito, adipócito e mastócito; as células transitórias, como eosinófilo, neutrófilo, linfócito T e linfócito B; os componentes da matriz extracelular, como fibras colágenas, reticulares e elásticas e substância fundamental amorfa (SFA) com glicoproteínas adesivas; glicosaminoglicanos; proteoglicanos; líquido tissular ou tecidual (água).

5.2.1 Células do tecido conjuntivo

A seguir, descreveremos as células residentes e as células transitórias constituintes do tecido conjuntivo quanto à morfologia e à função exercida.

FIBROBLASTO

Origina-se da célula mesenquimal indiferenciada. A análise morfológica mostra uma célula alongada, com prolongamentos citoplasmáticos irregulares, com núcleo grande, elíptico e central, muita quantidade de eucromatina e mais de um nucléolo bem evidente. O retículo endoplasmático rugoso (RER) e o aparelho de Golgi são bem desenvolvidos, e muitas mitocôndrias estão presentes.

Seu citoesqueleto mostra que a actina e a alfa-actina estão localizadas na periferia da célula e que a miosina está distribuída pelo citoplasma. Essas células se encontram no tecido conjuntivo em íntima associação com feixes de fibras colágenas ao longo do eixo maior da fibra.

O fibroblasto é responsável pela síntese de componentes da matriz extracelular e pela participação na reparação tecidual e nos processos de cicatrização. Produz, ainda, fatores de crescimento, fundamentais para a proliferação e a diferenciação celular.

Pode ser encontrado no tecido conjuntivo em sua forma metabolicamente quiescente, denominada de *fibrócito*, e nos processos de reparação de feridas e danos teciduais, quando é chamado de *miofibroblasto*, por apresentar características semelhantes às células musculares lisas, com citoplasma contendo maior quantidade de filamentos de actina e miosina, além de corpos densos.

Figura 5.1 – Fibroblasto

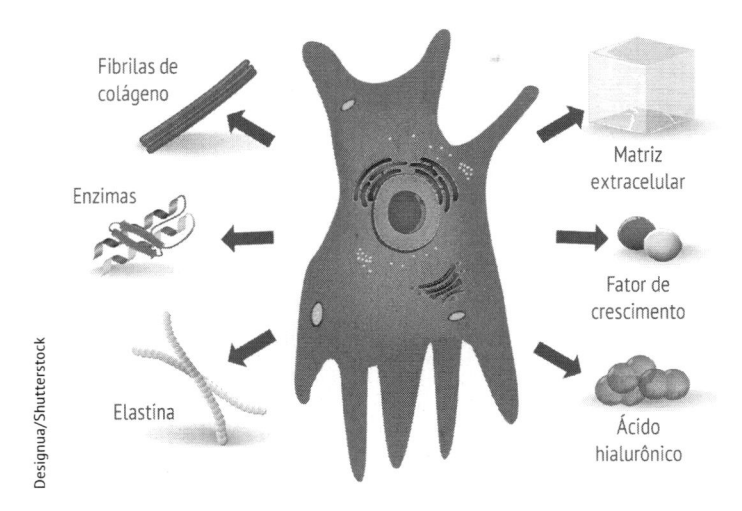

- Fibrilas de colágeno
- Enzimas
- Elastina
- Matriz extracelular
- Fator de crescimento
- Ácido hialurônico

Designua/Shutterstock

MACRÓFAGO

Tem origem no monócito, uma célula sanguínea. O macrófago é uma célula cuja superfície é irregular, com projeções que variam de pequenas e grossas a filopódios em forma de dedo. Apresenta um núcleo em forma de rim, posicionado fora do centro (excêntrico). Em seu citoplasma, são encontrados RERs e o aparelho de Golgi desenvolvidos, além de muitos lisossomos, organelas importantes para o desempenho da célula.

O macrófago é um fagócito muito ativo que atua na proteção do organismo contra invasores (patógenos) e na remoção dos restos celulares e teciduais. É conhecido como célula apresentadora de antígenos. No caso de partículas grandes, os macrófagos se agrupam para formar células polinucleadas denominadas de *células gigantes de corpo estranho*.

A figura seguinte mostra um macrófago em atividade. Vejamos.

Figura 5.2 – Macrófago em atividade

1. Fagocitose de uma célula inimiga (antígeno).
2. Fusão de lisossomo e fagossomo.
3. As enzimas começam a degradar a célula inimiga.
4. A célula inimiga é dividida em pequenos fragmentos.
5. Fragmentos de antígeno apresentados na superfície da célula apresentadora de antígeno.
6. Restos de fragmentos liberados por exocitose.

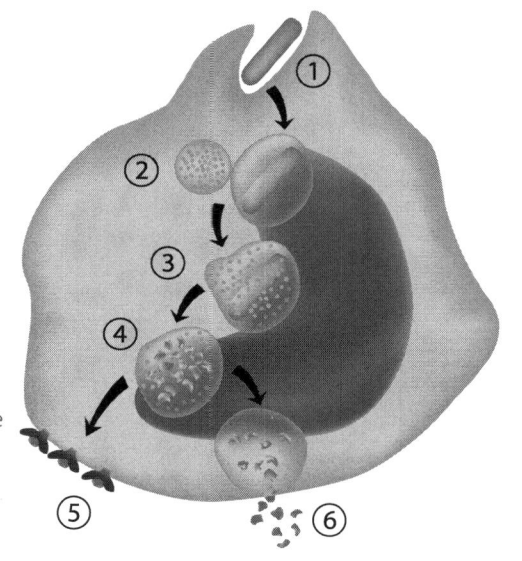

PLASMÓCITO

Origina-se dos linfócitos B ativados no sangue. É uma célula com morfologia ovoide, núcleo esférico e cromatina grumada em raios de roda de carroça, com posição excêntrica. Seu citoplasma é rico em RER, com aparelho de Golgi bem desenvolvido e centríolos posicionados em uma região mais clara.

O plasmócito é responsável pela imunidade humoral, sintetizando as cinco classes de anticorpos ou imunoglobulinas (IgA, IgD, IgE, IgG e IgM). No tecido normal, encontra-se em pequena quantidade, porém, em inflamações crônicas e em locais sujeitos à penetração bacteriana e de proteínas estranhas, é encontrado em maior número.

Na figura a seguir, podemos ver um plasmócito liberando anticorpo e a presença do núcleo, da mitocôndria e do aparelho de Golgi. Os anticorpos são transportados pelo plasma sanguíneo e pelo sistema linfático.

Figura 5.3 – Plasmócito

- Aparelho de Golgi
- Anticorpo
- Núcleo
- Mitocôndria

Designua/Shutterstock

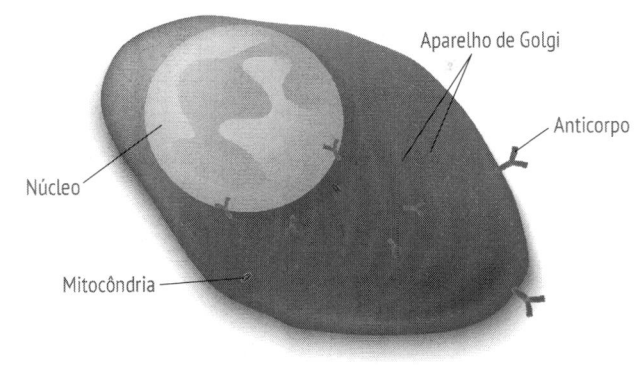

PERICITO

Tem origem na célula mesenquimal indiferenciada, a qual apresenta características semelhantes às células musculares lisas e às células endoteliais. É encontrado ao redor de capilares e pequenas vênulas. É uma célula considerada reserva do tecido conjuntivo, pois tem a capacidade de dar origem a fibroblastos e adipócitos.

Figura 5.4 – Pericito

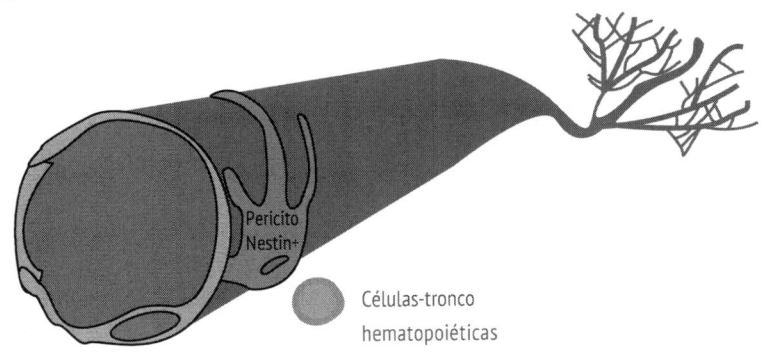

- Pericito Nestin+
- Células-tronco hematopoiéticas

Fonte: Santos, 2019, p. 153.

ADIPÓCITO

Origina-se de uma célula mesenquimal indiferenciada. É uma célula grande e arredondada, com citoplasma e núcleo comprimidos em um canto da célula, especializada no armazenamento de energia na forma de triglicerídeos (gorduras neutras).

Figura 5.5 – Adipócito unilocular

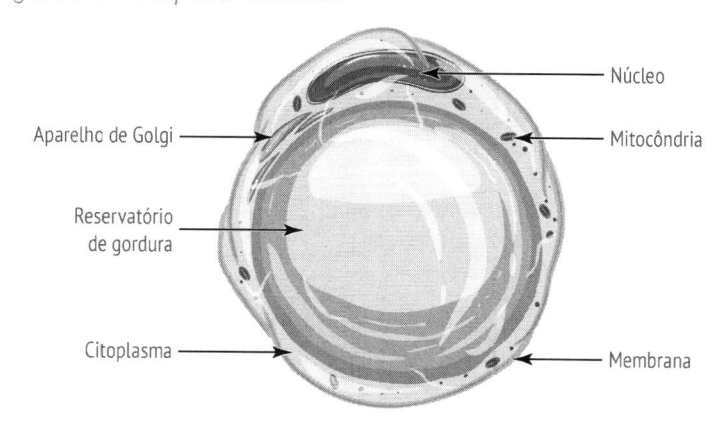

MASTÓCITO

Célula grande e redonda originária de uma célula hemtopoiética que está presente na medula óssea. Pode ser encontrado no tecido conjuntivo frouxo sob o epitélio de revestimento, nos tratos respiratório e digestório, sempre próximos a vasos sanguíneos.

A principal função dessa célula é sintetizar e armazenar mediadores, participando dos processos inflamatórios, das reações alérgicas e da anafilaxia (choque anafilático).

A análise morfológica dessa célula mostra a presença de receptores para a imunoglobulina E (IgE) em sua superfície de membrana e de grânulos (substâncias ativas) no interior de seu citoplasma, que são liberados quando a célula é sensibilizada por uma exposição a um antígeno com que já entrou em contato.

Tecido conjuntivo

As substâncias ativas encontradas no mastócito são:

- heparina: anticoagulante;
- histamina: vasodilatador que aumenta a permeabilidade vascular, provoca a contração da musculatura brônquico-alveolar e aumenta a produção de muco;
- fatores que atraem os eosinófilos e os neutrófilos, células sanguíneas que atuam no processo inflamatório;
- substância da reação lenta da anafilaxia (SRL-A), que aumenta a permeabilidade dos vasos sanguíneos.

São produzidas outras substâncias durante o processo inflamatório, com funções semelhantes à histamina, como o leucotrieno e a prostanglandina.

De acordo com Santos (2019, p. 154),

> A sensibilização da célula ocorre quando um antígeno (corpo estranho) ou um alérgeno (substância que causa alergia) desencadeia a produção de imunoglobulinas do tipo E (IgE). As IgE produzidas se ligam aos receptores presentes na membrana dos mastócitos. Em outro contato os antígenos ou alérgenos se ligarão diretamente nas IgE ligadas aos receptores e provocarão a liberação das substâncias ativas descritas acima, provocando uma reação inflamatória no caso de um antígeno e a reação alérgica, no caso de um alérgeno.

Figura 5.6 – Mastócito

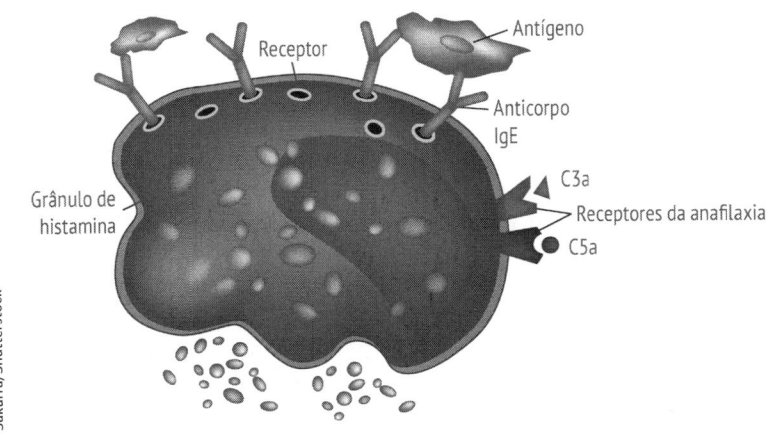

CÉLULAS TRANSITÓRIAS

São representadas por eosinófilos, neutrófilos, linfócitos T e linfócitos B, células sanguíneas que saem por diapedese dos vasos sanguíneos e atuam no tecido conjuntivo. Ambas estão envolvidas, principalmente, nos processos inflamatórios e na imunidade humoral (linfócito B).

5.2.2 Matriz extracelular

Entre as células do tecido conjuntivo, encontram-se os componentes formadores da matriz extracelular ou intercelular (fibras e substância fundamental amorfa — SFA).

5.2.2.1 FIBRAS

As fibras que constituem a matriz extracelular são as fibras colágenas, reticulares e elásticas, que serão descritas a seguir.

FIBRAS COLÁGENAS

São as mais abundantes, pois representam aproximadamente 30% do total das proteínas do organismo. Elas são produzidas por diversos tipos de células, como osteoblasto, odontoblasto e condroblasto. No tecido conjuntivo, o fibroblasto é responsável por sua produção.

As fibras colágenas apresentam como proteína principal o colágeno, que tem aminoácidos principais, como a glicina (33,5%), a lisina (12%) e a prolina (10%), e dois aminoácidos característicos, como a hidroxiprolina e a hidroxilisina. Cada fibra colágena é constituída de subunidades finas de tropocolágeno, constituídas de três cadeias polipeptídicas enroladas sobre si mesmas em uma configuração helicoidal. Ao serem observadas em microscópio eletrônico de transmissão (MET), apresentam faixas claras e escuras, subdivididas por estriações transversais.

O tipo de colágeno encontrado com mais abundância no organismo é o colágeno do tipo I, que pode ser localizado na derme da pele, no osso, na dentina e no cemento.

As fibras colágenas têm grande resistência e são inelásticas às trações.

Figura 5.7 – Fibra colágena

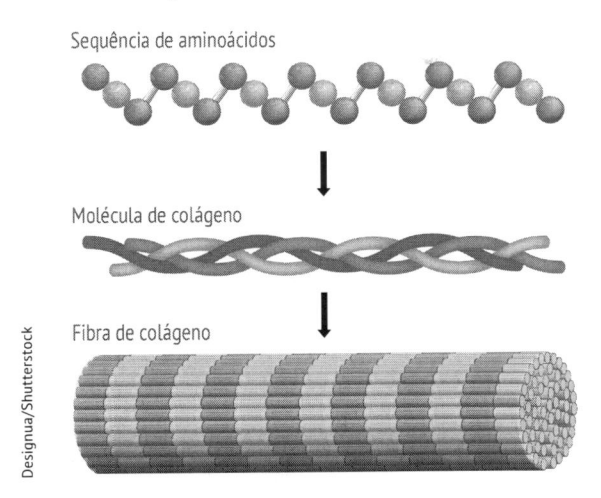

Sequência de aminoácidos

Molécula de colágeno

Fibra de colágeno

Designua/Shutterstock

FIBRAS RETICULARES

São constituídas de colágeno do tipo III. Também são denominadas *fibras argirófilas* por apresentarem grande afinidade com sais de prata, utilizados em uma metodologia para estudo histológico denominada *impregnação argêntica*.

Essas fibras formam uma extensa rede de sustentação de órgãos, como baço, medula óssea, linfonodos, fígado, rins e glândulas endócrinas. Encontram-se também na medula óssea vermelha sustentando as células ali presentes.

FIBRAS ELÁSTICAS

São formadas pela proteína elastina, constituída pelos aminoácidos glicina e prolina. Assim como as fibras colágenas, também apresentam dois aminoácidos característicos, como a desmosina e isodesmosina. Além da elastina, as fibras elásticas são formadas por microfibrilas de sustentação que contêm fibrilinas.

Apresentam coloração amarelada, são mais delgadas, altamente elásticas, podendo ser estiradas até 150% de seu comprimento em repouso. Quando examinadas ao MET, não apresentam estriações transversais.

Figura 5.8 — Fibras colágenas e elásticas entre as células do tecido conjuntivo

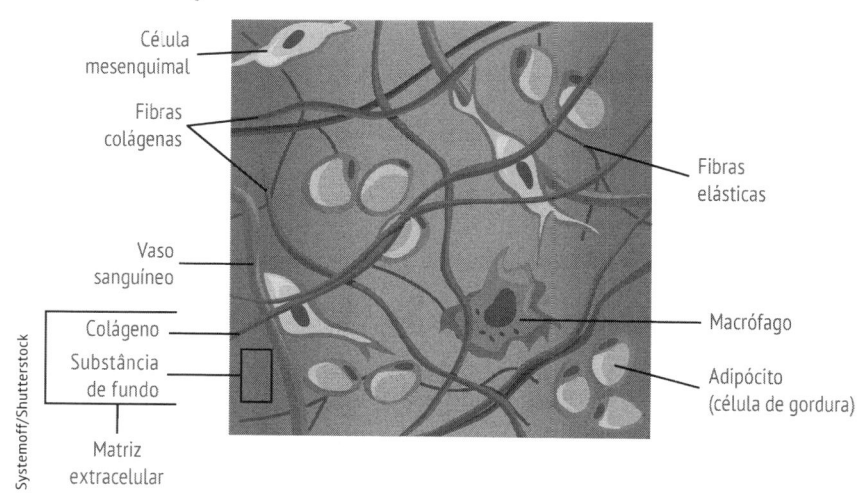

5.2.2.2 SUBSTÂNCIA FUNDAMENTAL AMORFA (SFA)

Localiza-se entre as células e a matriz extracelular do tecido conjuntivo. É composta por água, sais minerais e compostos orgânicos, como glicoproteínas, glicosaminoglicanos (GAGs) e proteoglicanos.

As **glicoproteínas** adesivas e biologicamente importantes são a fibronectina e a laminina. A fibronectina é sintetizada por fibroblastos e apresenta sítios de aderência para células, colágeno e glicosaminoglicanos. Essa aderência é importante para a migração das células e a fixação das células em locais determinados. Já a laminina é sintetizada por células epiteliais e é encontrada na lâmina basal.

Os **GAGs** são polímeros lineares (não ramificados) de peso molecular elevado. Esses polímeros são formados por unidades dissacarídicas, constituídas por um ácido urônico (ácido glicurônico) e uma hexosamina (glicosamina ou galactosamina). Eles podem ser sulfatados — como o dermatan sulfato, o queratan sulfato, o condroitin sulfato e o heparan sulfato – ou não sulfatados – como o ácido hialurônico. Têm numerosos grupos carboxila e sulfato em suas moléculas (são poliânions), ligando-se por eletrovalência a elevado número de cátions (principalmente sódio), que, por sua vez, atraem água. Por sua hidratação, são resistentes a forças de compressão.

Os **proteoglicanos** são compostos macromoleculares constituídos por glicosaminoglicanos sulfatados ligados por covalência a proteínas (Junqueira; Carneiro, 2018). Uma molécula de proteoglicano parece uma escova de limpar frascos, com uma parte central proteica (cerne proteico) e os GAGs como os pelos da escova.

Figura 5.9 – Matriz extracelular

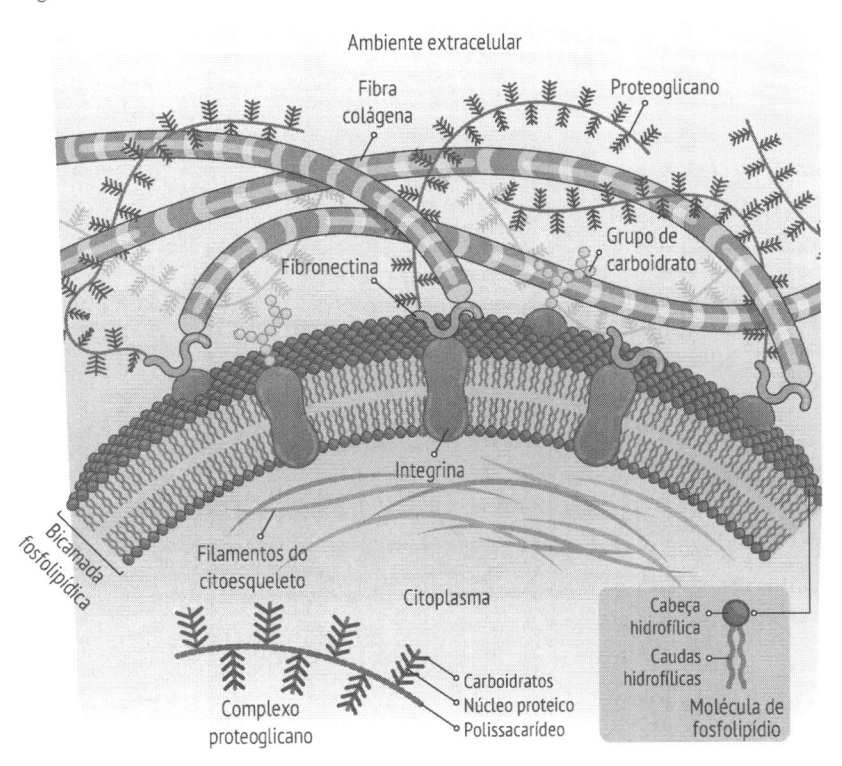

A água ou líquido tissular presente na SFA do tecido conjuntivo é uma parte do plasma sanguíneo. Como a parede dos capilares é impermeável às macromoléculas, permite apenas a passagem de água, íons e moléculas pequenas. De acordo com Junqueira e Carneiro (2008, p. 117):

> Duas forças atuam na água contida nos capilares: a pressão hidrostática do sangue, consequente da ação do bombeamento do coração, a qual força a água através da parede dos vasos; a outra força, que tem sentido contrário, é a pressão osmótica (coloidosmótica) do plasma sanguíneo, que atrai a água de volta para os capilares. Esta pressão osmótica deve-se principalmente às proteínas do plasma, pois os íons e pequenas moléculas, que passam facilmente, junto com a água, pela parede capilar, estão presentes fora do vaso e dentro dele, em concentração muito semelhante.

Resumindo: nos tecidos capilares, a porção arterial passa água para o tecido conjuntivo e, na porção venosa, a água passa do conjuntivo para os capilares.

5.3 Classificação do tecido conjuntivo

A classificação do tecido conjuntivo baseia-se na presença ou predominância de seus componentes e divide-se em tecido conjuntivo propriamente dito e tecido conjuntivo com propriedades especiais. Vejamos.

5.3.1 Tecido conjuntivo propriamente dito

É formado por tecido conjuntivo frouxo, tecido conjuntivo denso modelado e tecido conjuntivo denso não modelado.

Na sequência, vejamos um quadro comparativo entre os tipos de tecido conjuntivo propriamente dito.

Tecido conjuntivo

Quadro 5.1 – Tipos de tecido conjuntivo propriamente dito

TECIDO	COMPONENTES	LOCALIZAÇÃO	FUNÇÕES
Tecido conjuntivo frouxo	Não há predominância acentuada de nenhum elemento do tecido conjuntivo. As células mais comuns são os fibroblastos e os macrófagos.	Espaços entre fibras e feixes musculares. Apoio para epitélios (pele, mucosas e glândulas). Camada fina em torno dos vasos sanguíneos e linfáticos.	Força, elasticidade e sustentação.
Tecido conjuntivo denso modelado	Apresenta todos os elementos do tecido conjuntivo, mas há predominância acentuada de fibras colágenas, pequena quantidade de SFA e fibroblastos. Os feixes de fibras colágenas encontram-se paralelos uns aos outros.	Tendões, ligamentos e aponeuroses.	Ligação forte entre estruturas diversas.
Tecido conjuntivo denso não modelado	As fibras colágenas se dispõem em feixes arranjados sem orientação fixa.	Derme profunda da pele, bainha dos nervos, cápsulas do baço, testículos, ovários, rins e linfonodos.	Força.

Figura 5.10 – Tecido conjuntivo frouxo

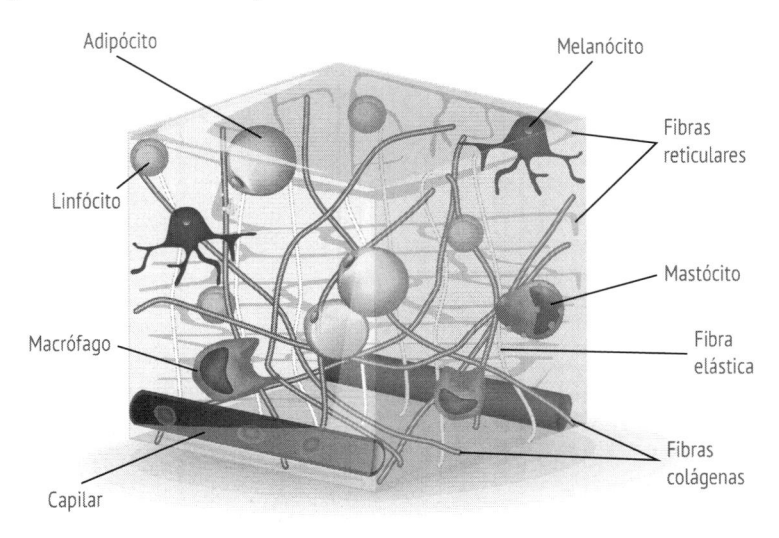

- Adipócito
- Melanócito
- Fibras reticulares
- Linfócito
- Mastócito
- Fibra elástica
- Macrófago
- Fibras colágenas
- Capilar

Designua/Shutterstock

Figura 5.11 – Tecido conjuntivo denso

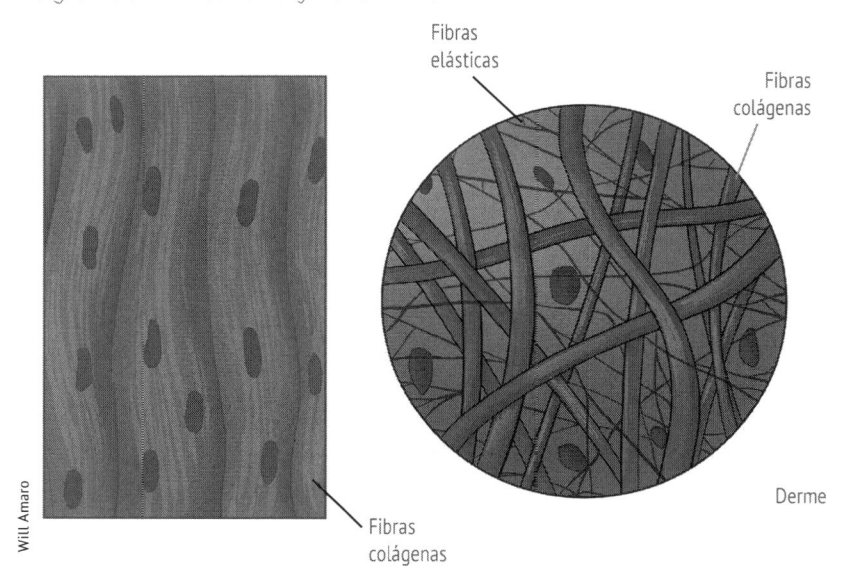

Fibras elásticas
Fibras colágenas
Fibras colágenas
Derme

Fonte: Santos, 2019, p. 162.

5.3.2 Tecido conjuntivo com propriedades especiais

É formado por tecido elástico, tecido reticular, tecido mucoso, tecido adiposo, tecido cartilaginoso e tecido ósseo.

Vejamos um quadro comparativo entre os tipos de tecido conjuntivo com propriedades especiais. Os tecidos adiposo, cartilaginoso e elástico serão apresentados separadamente.

Tecido conjuntivo

Quadro 5.2 – Tipos de tecido conjuntivo com propriedades especiais

TECIDO	COMPONENTES	LOCALIZAÇÃO	FUNÇÕES
Tecido elástico	É formado por feixes de fibras elásticas grossas. O espaço entre as fibras é ocupado por fibroblastos achatados e fibras colágenas.	Ligamentos amarelos da coluna vertebral, ligamento suspensor do pênis e vasos sanguíneos de maior calibre.	Distensão de vários órgãos.
Tecido reticular	É constituído por fibras reticulares em íntima associação com fibroblastos especializados, denominados *células reticulares*.	Rede de sustentação dos sinusóides hepáticos, tecido adiposo, medula óssea, linfonodos, baço, músculo liso e ilhotas de Langerhans.	Formação do estroma de vários órgãos. União das células do músculo liso.
Tecido mucoso	De consistência gelatinosa, apresenta predomínio da matriz extracelular, constituída principalmente por ácido hialurônico. Contém fibras colágenas e raras fibras elásticas e reticulares. As células são principalmente as células mesenquimais indiferenciadas ou fibroblastos jovens.	Principal componente do cordão umbilical (gelatina de Wharton) e na polpa dental jovem.	Sustentação.

Figura 5.12 – Tipos de tecidos conjuntivos

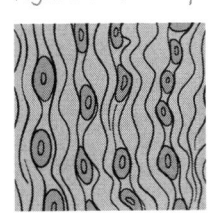

Tecido elástico

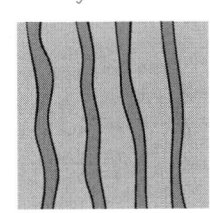

Tecido denso

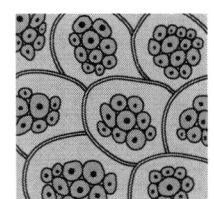

Tecido adiposo

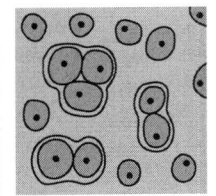

Tecido cartilaginoso

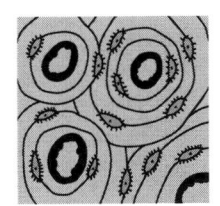

Tecido ósseo

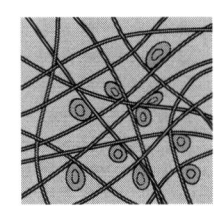

Tecido frouxo

5.4 Tecido adiposo

É um tipo de tecido conjuntivo com propriedades especiais. São encontrados dois tipos de tecido adiposo: comum ou unilocular e pardo ou multilocular.

5.4.1 Tecido adiposo comum ou unilocular

Durante o desenvolvimento embrionário, as células mesenquimais se diferenciam em uma célula denominada *lipoblasto*, muito semelhante ao fibroblasto, que passa a acumular gordura no interior de seu citoplasma em forma de gotículas separadas, as quais em seguida se fundem e formam um único lóculo (gotícula) de gordura (Junqueira; Carneiro, 2018).

O tecido adiposo unilocular apresenta septos do conjuntivo com nervos e vasos sanguíneos, dos quais partem fibras reticulares que vão sustentar as células adiposas. É um tecido adiposo bastante vascularizado, e sua coloração varia entre o branco e o amarelo-escuro em razão do acúmulo de carotenoides (Junqueira; Carneiro, 2018).

Os adipócitos ou células adiposas são bem desenvolvidos, com apenas uma gotícula de gordura que ocupa quase todo o citoplasma. A microscopia eletrônica revela que as gotículas são desprovidas de membranas envolventes, mas são envoltas por uma rede de filamentos intermediários. No citoplasma, ocorre a presença de um pequeno aparelho de Golgi, ribossomos livres, curtas cisternas de RER e mitocôndrias, todos localizados próximos ao núcleo. Cada célula é envolvida por lâmina basal, e sua membrana mostra numerosas vesículas de pinocitose.

O tecido adiposo unilocular corresponde a quase todo o tecido adiposo presente em um adulto; seu acúmulo em certos locais depende do sexo e da idade. Ele forma o panículo adiposo e encontra-se disposto sob a pele com espessura uniforme por todo o corpo do recém-nascido. Com a idade, o panículo adiposo tende a desaparecer de certas áreas e a desenvolver-se em outras, fato controlado por hormônios sexuais e adrenocorticais.

Tecido conjuntivo

Figura 5.13 – Tecido adiposo unilocular

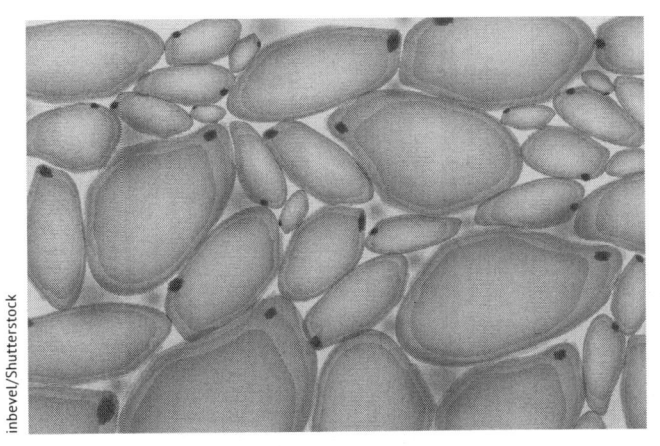

5.4.2 Tecido adiposo multilocular ou pardo

Durante sua formação, as células mesenquimatosas tornam-se epiteloides e adquirem um aspecto de glândula endócrina cordonal antes de acumularem gordura, compondo massas compactas em associação a capilares sanguíneos. Esse tipo de tecido tem células menores com forma poligonal, com núcleo arredondado e em posição excêntrica (Junqueira; Carneiro, 2018). O citoplasma desses adipócitos é carregado de gotículas lipídicas de vários tamanhos, muitas mitocôndrias, um pequeno aparelho de Golgi e pouca quantidade de retículo endoplasmático liso e rugoso.

Figura 5.14 – Tecido adiposo e adipócito multilocular

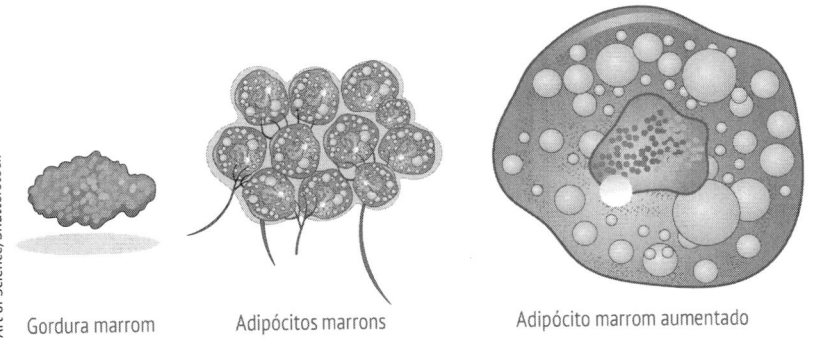

Gordura marrom — Adipócitos marrons — Adipócito marrom aumentado

Nesse tecido, a energia produzida pelas mitocôndrias é dissipada como calor e não armazenada como ATP.

De acordo com Junqueira e Carneiro (2018, p. 122), "no feto e no recém-nascido, o tecido adiposo multilocular apresenta localização bem definida" e, após o nascimento, "não há neoformação de tecido adiposo multilocular nem ocorre a transformação de um tipo de tecido adiposo em outro".

A figura seguinte mostra a localização do tecido adiposo unilocular e do tecido adiposo multilocular em um adulto.

Figura 5.15 – Localização do tecido adiposo unilocular e multilocular em um adulto

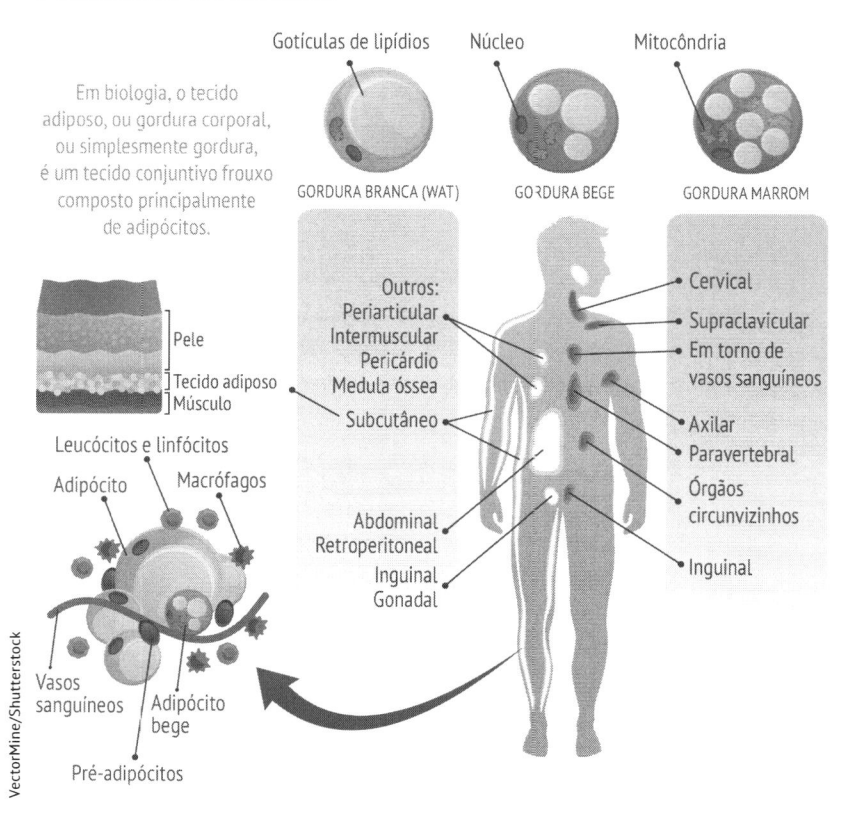

5.5 Tecido cartilaginoso ou cartilagem

Por ser um tecido conjuntivo com propriedades especiais, o tecido cartilaginoso também se origina da mesoderme, que se diferencia em mesênquima. Na área em que o tecido se desenvolve, as células mesenquimais tornam-se arredondadas, formando uma massa celular com pouca matriz extracelular, denominada *blastema cartilaginoso*. As células desse blastema começam a produzir matriz cartilaginosa e passam a ser denominadas *condroblastos*. Conforme depositam matriz, vão se afastando e, quando completamente circundados por material da matriz, são aprisionados em uma lacuna e passam a se chamar *condrócitos*.

O crescimento do tecido cartilaginoso ocorre de duas formas. A primeira é o **crescimento intersticial**, que só ocorre nas primeiras fases da vida da cartilagem, por divisão mitótica dos condrócitos preexistentes; é menos importante. A segunda é o **crescimento aposicional**, que acontece por meio das células do pericôndrio; nesse caso, células da parte mais profunda do pericôndrio multiplicam-se e diferenciam-se em condrócitos, os quais são adicionados à cartilagem.

Ao se examinar as características morfológicas, esse tipo de tecido apresenta abundante matriz extracelular de consistência gelatinosa firme, é avascularizado e não tem terminações nervosas.

São encontrados três tipos de tecido cartilaginoso: hialino, elástico e fibroso ou fibrocartilagem, formados por células como condroblastos e condrócitos, além de abundante matriz extracelular. Os componentes das cartilagens serão descritos a seguir.

5.5.1 Células do tecido cartilaginoso

As células encontradas no tecido cartilaginoso são os condroblastos e os condrócitos, que serão apresentados a seguir.

CONDROBLASTO

Célula pequena e arredondada na periferia das cartilagens, responsável pela produção da matriz extracelular durante o desenvolvimento embrionário e por dar origem aos condrócitos.

CONDRÓCITO

Responsável pela síntese e pela renovação das macromoléculas da matriz cartilaginosa, é encontrado dentro de um espaço denominado *lacuna*. Esse tipo de célula, quando presente na periferia das cartilagens, é alongada; quando presente mais profundamente na matriz, é arredondada e forma os denominados *grupos isógenos*. Estes são constituídos de 2 a 8 condrócitos, originários de sucessivas divisões mitóticas de um único condroblasto, que se diferencia em condrócito para dar origem a esses grupos.

5.5.2 Matriz extracelular ou cartilaginosa

Entre as células da cartilagem, é encontrada uma matriz extracelular formada por agrecan e condronectina.

AGRECAN

Corresponde a uma macromolécula formada por de 100 a 200 moléculas de proteoglicanos que estabelecem ligações não covalentes com uma única molécula de ácido hialurônico. Os proteoglicanos formadores do agrecan são os glicosaminoglicanos de condroitin-4-sulfato, condroitin-6-sulfato, heparan sulfato e queratan sulfato.

Na matriz extracelular, essa macromolécula interage com as fibrilas de colágeno e mantém a rigidez das cartilagens, além da hidratação e da resistência às forças de tração e compressão.

Figura 5.16 – Agrecan

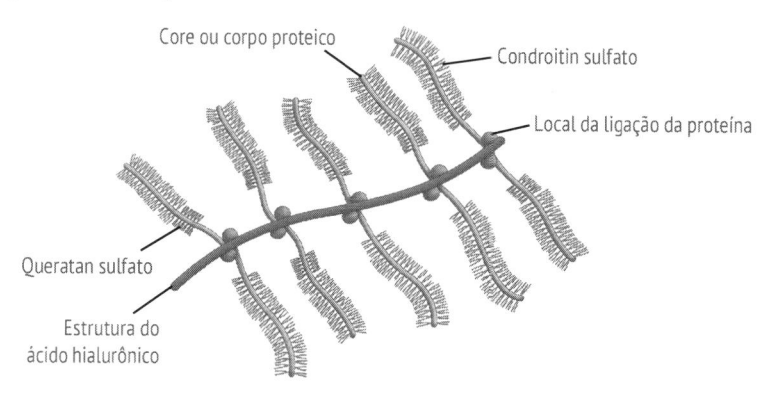

CONDRONECTINA

É uma glicoproteína de adesão semelhante à fibronectina e que tem sítios de ligação para o colágeno do tipo II, condroitin-4-sulfato, condroitin-6-sulfato, ácido hialurônico e integrinas de condroblastos e condrócitos. Participa da associação do arcabouço macromolecular da matriz aos dois tipos de células, ligando as células cartilaginosas às macromoléculas da matriz cartilaginosa.

5.5.3 Pericôndrio

Refere-se a uma camada de tecido conjuntivo que envolve todas as cartilagens hialinas, com exceção das cartilagens articulares. É fonte de novos condrócitos e responsável pela nutrição, pela oxigenação e pela eliminação dos refugos metabólicos da cartilagem.

Na parte mais superficial, o pericôndrio é formado por fibrilas de colágeno do tipo I. À medida que se aproxima da cartilagem, é mais rico em células. As células são semelhantes a fibroblastos, e as que estão situadas mais próximas à cartilagem são condroblastos.

5.5.4 Tipos de tecido cartilaginoso

São encontrados três tipos de tecidos cartilaginosos: o tecido cartilaginoso hialino, o tecido cartilaginoso elástico e o tecido cartilaginoso fibroso ou fibrocartilagem, que serão descritos a seguir.

5.5.4.1 TECIDO CARTILAGINOSO HIALINO

É o mais comum do corpo humano; a fresco, apresenta cor branco-azulada translúcida. Os condroblastos estão localizados na periferia da cartilagem, e os condrócitos geralmente são encontrados formando grupos isógenos. Mais de 40% de seu peso seco é de fibrilas de colágeno do tipo II, associadas a proteoglicanos muito hidratados e a glicoproteínas adesivas. São encontrados também outros tipos de colágenos, como IX, X e XI, porém em pequena quantidade, e colágenos secundários.

O pericôndrio está presente em muitos locais, exceto nas cartilagens articulares e epífises.

Esse tipo de cartilagem forma o primeiro esqueleto do embrião. No adulto, é encontrada na parede das fossas nasais, da traqueia e dos brônquios, na extremidade ventral das costelas e recobrindo as superfícies articulares dos ossos longos; é ainda constituinte do disco epifisário (Gartner; Hiatt, 2017; Junqueira; Carneiro, 2018).

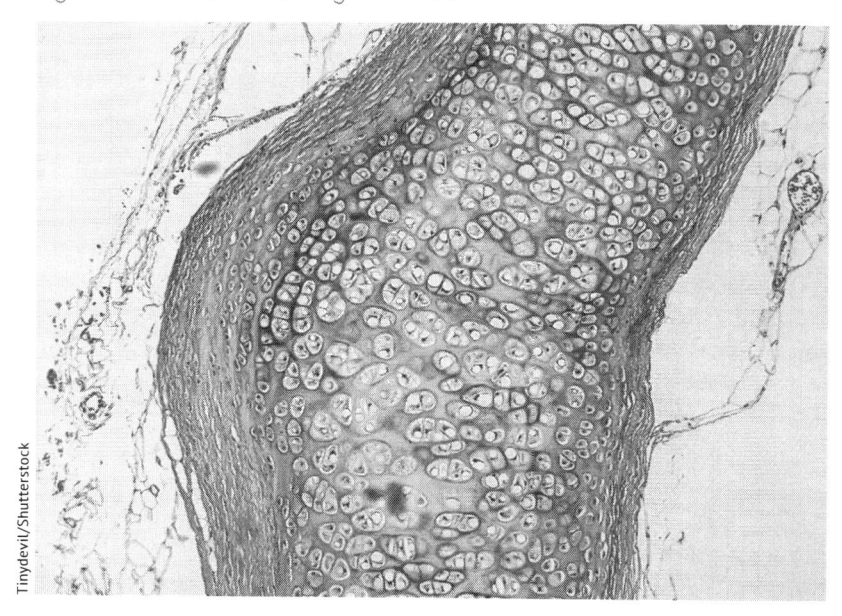

Figura 5.17 – Tecido cartilaginoso hialino

Tinydevil/Shutterstock

5.5.4.2 TECIDO CARTILAGINOSO ELÁSTICO

A constituição do tecido cartilaginoso elástico é semelhante ao tecido cartilaginoso hialino. É formado por condroblastos localizados na periferia da cartilagem e por condrócitos maiores e mais numerosos do que na cartilagem hialina. A matriz cartilaginosa contém fibrilas de colágeno principalmente do tipo II e uma rede de fibras elásticas finas contínuas com as do pericôndrio. A fresco, tem cor amarelada em razão da presença de fibras elásticas.

A cartilagem elástica é encontrada no pavilhão auditivo, no conduto auditivo externo, na tuba auditiva (ou de Eustáquio), na epiglote e na cartilagem cuneiforme da laringe (Gartner; Hiatt, 2017; Junqueira; Carneiro, 2018).

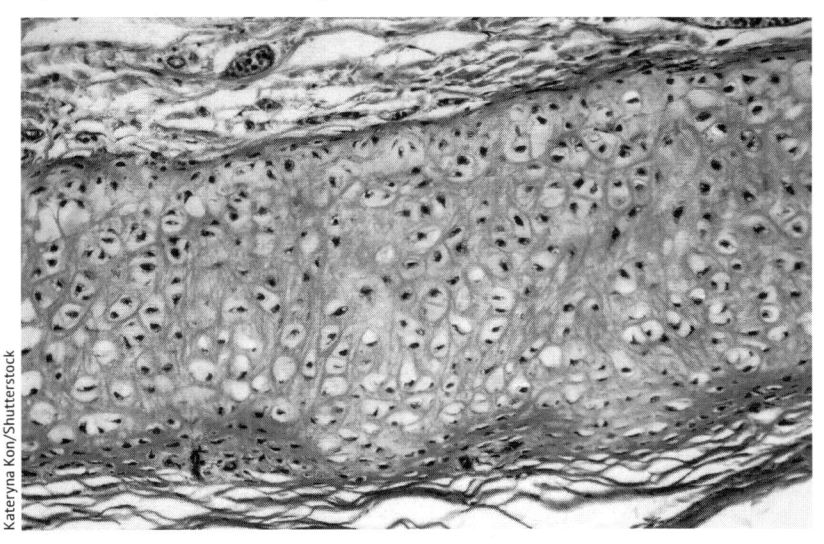

Figura 5.18 – Tecido cartilaginoso elástico

5.5.4.3 TECIDO CARTILAGINOSO FIBROSO OU FIBROCARTILAGEM

É um tecido intermediário entre o conjuntivo denso e a cartilagem hialina e que se encontra associado com o tecido conjuntivo denso, tornando difícil distinguir-se o limite entre os dois. Os condrócitos frequentemente formam fileiras alongadas paralelas às fibras de colágeno.

A matriz cartilaginosa contém grande quantidade de fibrilas de colágeno do tipo I, que seguem uma orientação aparentemente irregular entre os condrócitos ou um arranjo paralelo ao longo dos condrócitos em fileira (Junqueira; Carneiro, 2018). A SFA é escassa e limitada à proximidade das lacunas com os condrócitos. Nesse tipo de tecido, não há a presença de pericôndrio.

É encontrado nos discos intervertebrais, nos pontos em que os tendões e ligamentos se inserem nos ossos e na superfície pubiana.

Figura 5.19 – Tecido cartilaginoso fibroso ou fibrocartilagem

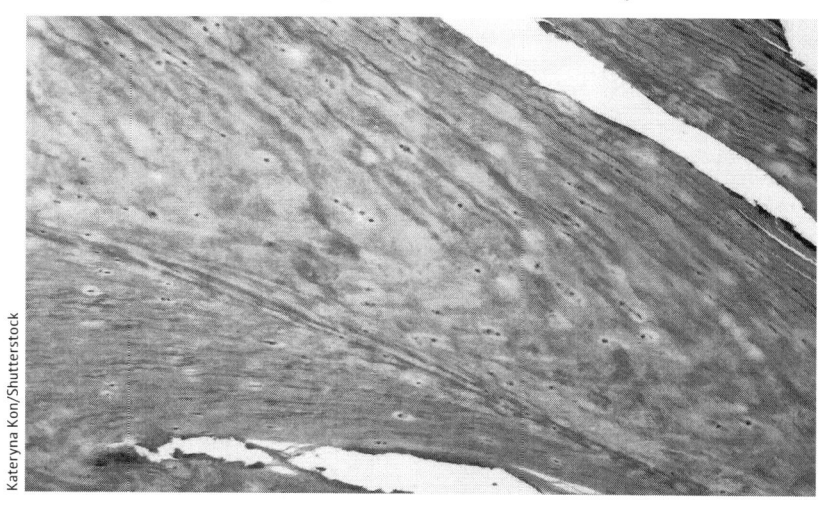

Kateryna Kon/Shutterstock

Figura 5.20 – Condrócito e tipos de tecido cartilaginoso

A lacuna é um pequeno espaço com um osteócito no osso ou condrócito na cartilagem.

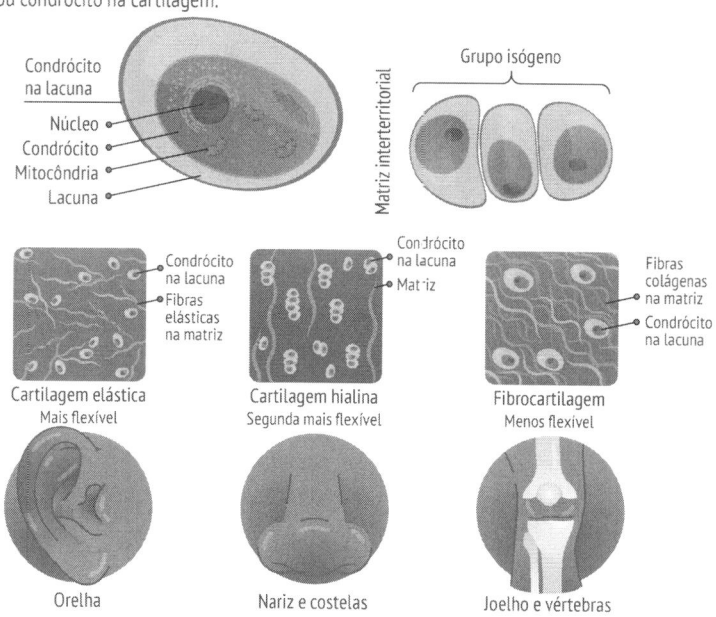

Condrócito na lacuna
Núcleo
Condrócito
Mitocôndria
Lacuna

Matriz interterritorial

Grupo isógeno

Condrócito na lacuna
Fibras elásticas na matriz

Cartilagem elástica
Mais flexível

Orelha

Condrócito na lacuna
Matriz

Cartilagem hialina
Segunda mais flexível

Nariz e costelas

Fibras colágenas na matriz
Condrócito na lacuna

Fibrocartilagem
Menos flexível

Joelho e vértebras

VectorMine/Shutterstock

5.6 Tecido ósseo

É um tipo de tecido conjuntivo especial. Sua origem embrionária ocorre como nos demais tecidos conjuntivos. Durante o desenvolvimento embrionário, o mesênquima formado passa por dois processos de ossificação: ossificação intramembranosa e ossificação endocondral.

Na primeira, acontece a formação dos ossos chatos e curtos. O mesênquima se diferencia em um tecido embrionário denominado *blastema ósseo*. As células mesenquimais indiferenciadas se diferenciam em células osteoprogenitoras, as quais dão origem a grupos de osteoblastos. Estes sintetizam uma matriz extracelular orgânica que, em seguida, calcifica-se, aprisionando algumas células em espaços denominados *lacunas*, passando a se chamar *osteócitos*. Esse processo origina algumas lâminas ósseas de formato irregular que crescem e se unem gradativamente.

No segundo processo, são formados os ossos longos. O mesênquima se diferencia em um tecido denominado *blastema cartilaginoso*, que forma um molde de cartilagem hialina semelhante a um osso longo e revestido por uma membrana conjuntiva. No molde de cartilagem, os condrócitos liberam enzimas, sofrem uma hipertrofia seguida de morte celular, e a matriz cartilaginosa sofre uma redução. Nesse processo, são formadas cavidades que são invadidas por capilares sanguíneos e células osteoprogenitoras presentes na membrana conjuntiva. As células osteoprogenitoras se diferenciam em osteoblastos, que passam a produzir uma matriz óssea que preenche as cavidades deixadas no molde de cartilagem. Na produção da matriz, os osteoblastos ficam aprisionados, originando as lacunas e os canalículos, passando a denominar-se *osteócitos*. Células denominadas *osteoclastos* invadem o osso e passam a reabsorvê-lo, formando um canal interno, o canal medular.

De acordo com Santos (2019, p. 170):

> O tecido ósseo é o principal constituinte do esqueleto, serve de suporte para as partes moles e protege os órgãos vitais contidos nas caixas craniana e torácica e no canal raquidiano que aloja e protege a medula óssea. Proporciona ainda apoio aos músculos esqueléticos, transformando suas contrações em movimentos úteis. Funciona como depósito de cálcio, fosfato e outros íons, armazenando-os ou liberando-os de forma controlada.

Esse tecido é constituído por células osteoprogenitoras ou osteogênicas, osteoblastos, osteócitos e osteoclastos, além de uma matriz mineralizada, fibras colágenas, proteoglicanos e glicoproteínas e duas membranas conjuntivas denominadas *periósteo* e *endósteo*. Esses componentes serão descritos a seguir.

Figura 5.21 – Tipo de células ósseas

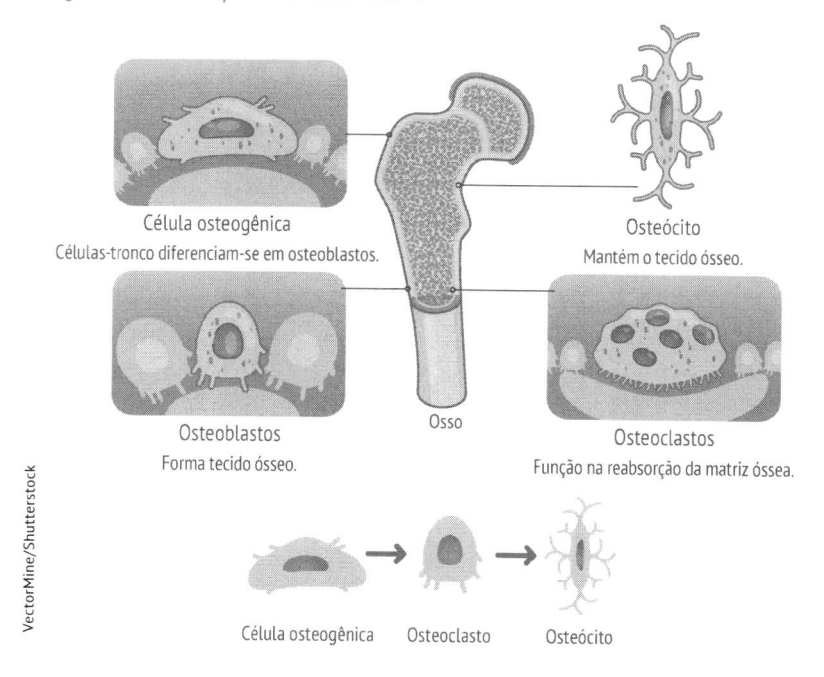

Célula osteogênica
Células-tronco diferenciam-se em osteoblastos.

Osteócito
Mantém o tecido ósseo.

Osteoblastos
Forma tecido ósseo.

Osso

Osteoclastos
Função na reabsorção da matriz óssea.

Célula osteogênica → Osteoclasto → Osteócito

VectorMine/Shutterstock

5.6.1 Células do tecido ósseo

As células que constituem o tecido ósseo são: célula osteoprogenitora ou osteogênica, osteoblasto, osteócito e osteoclasto, as quais serão descritas a seguir.

CÉLULA OSTEOPROGENITORA OU OSTEOGÊNICA

Deriva da célula mesenquimal indiferenciada. É uma célula fusiforme com núcleo oval e pouco corado, citoplasma escasso e pálido, com RER esparso, aparelho de Golgi pouco desenvolvido e muitos ribossomos livres. É uma célula bastante ativa no período de formação e de crescimento ósseo. Encontra-se na camada celular interna do periósteo, revestindo os canais de Havers e no endósteo (Junqueira; Carneiro, 2018).

OSTEOBLASTO

Deriva da célula osteoprogenitora. Quando em fase de síntese, é uma célula cuboide com núcleo claro, RER abundante, aparelho de Golgi desenvolvido e numerosas vesículas de secreção e em pouca atividade sintética. É achatado, e o citoplasma contém poucas organelas. Dispõe-se sempre nas superfícies ósseas, em um arranjo que lembra um epitélio simples.

A respeito das funções do osteoblasto, Junqueira e Carneiro (2018, p. 136) esclarecem: "os osteoblastos são células que sintetizam a parte orgânica da matriz óssea (colágeno I, proteoglicanos e glicoproteínas adesivas) e fatores que influenciam a função de outras células ósseas. Eles são capazes de concentrar fosfato de cálcio, participado da mineralização da matriz".

Ainda segundo os autores, "após sintetizar matriz extracelular, o osteoblasto é aprisionado pela matriz orgânica recém-sintetizada e passa a ser chamado de osteócito" (Junqueira; Carneiro, 2018, p. 136).

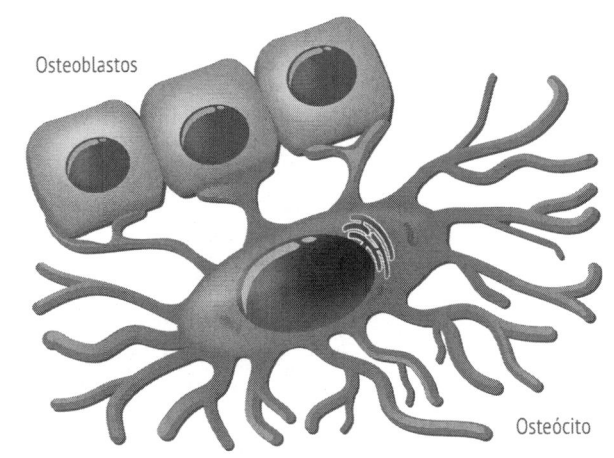

Figura 5.22 – Células ósseas: osteoblastos e osteócito

OSTEÓCITO

É um osteoblasto transformado que se encontra no interior da matriz, ocupando lacunas das quais partem canalículos (pequenos túneis). As células emitem prolongamentos por dentro dos canalículos e se comunicam com outras células por meio de junções do tipo *gap*, o que permite a passagem de pequenas moléculas e íons de um osteócito ao outro. O espaço entre os prolongamentos e as paredes dos canalículos estabelece vias de transportes de metabólitos entre os vasos sanguíneos e os osteócitos situados mais profundamente no tecido.

No tecido ósseo, são encontrados três tipos de osteócitos. O primeiro é o **osteócito quiescente**, que apresenta pouquíssimo RER, aparelho de Golgi reduzido e poucas mitocôndrias; esse tipo de célula preenche a lacuna que ocupa. O segundo é o **osteócito formador**, que tem citoplasma com RER em grande quantidade e aparelho de Golgi bem desenvolvido. No interior da lacuna, no espaço pericelular, há evidência de osteoide com fibrilas de colágeno. Por fim, o terceiro é o **osteócito de reabsorção**, com RER e aparelho de Golgi bem desenvolvidos, mitocôndrias e lisossomos. O espaço pericelular é desprovido de fibrilas de colágeno e pode conter material floculento, indicativo de um produto de degradação.

OSTEOCLASTO

Origina-se de um precursor na medula óssea. É uma célula gigante, móvel, muito ramificada, que contém de 5 a 50 núcleos ou mais, com citoplasma granuloso, muitos lisossomos, RER e aparelho de Golgi desenvolvidos e muitas mitocôndrias.

De acordo com Junqueira e Carneiro (2018, p. 136), "a superfície ativa dos osteoclastos está voltada para a superfície óssea. Ela apresenta inúmeros prolongamentos irregulares com formato de folhas ou pregas que se ramificam".

Essa célula desempenha as funções de defesa, remodelagem e reabsorção do osso. Nas duas últimas, secreta ácido, colagenase (enzima que destrói o colágeno) e outras enzimas que atacam a matriz e liberam cálcio.

No tecido ósseo, o osteoclasto ocupa uma depressão rasa denominada *lacuna de Howship*, que caracteriza uma região de reabsorção óssea.

Tecido conjuntivo

A figura a seguir mostra uma micrografia de osso em desenvolvimento com um osteoclasto localizado na lacuna de Howship, corado com H&E. O osteoclasto é uma grande célula multinucleada que tem uma borda enrugada em um local de reabsorção óssea ativa.

Figura 5.23 – Osteoblasto e osteoclasto

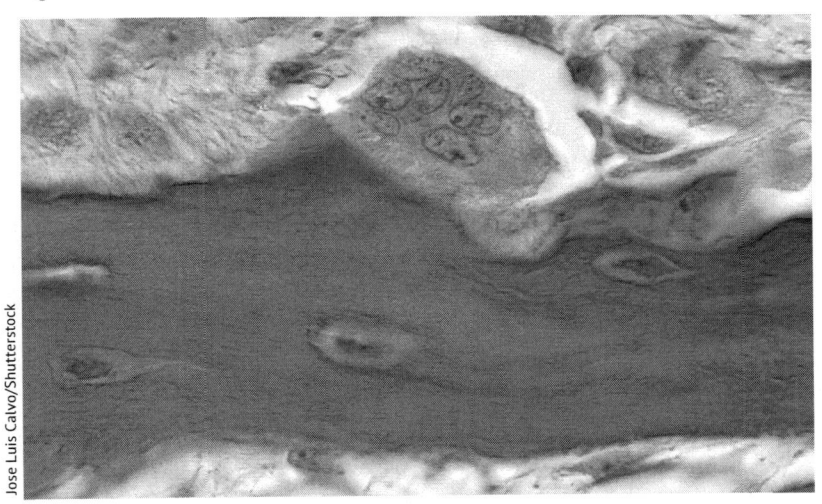

Figura 5.24 – Osteoclasto e osteoblasto no processo de reabsorção e formação óssea

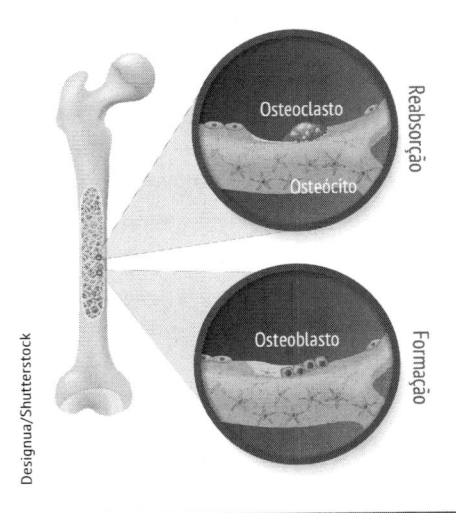

5.6.2 Matriz extracelular ou óssea

É formada por uma parte orgânica e uma parte inorgânica, o osteoide e a osteonectina.

A **parte orgânica** corresponde a 50% da matriz. É composta por fibras de colágeno do tipo I e por SFA que contém proteoglicanos e glicosaminoglicanos (condroitin-4-sulfato, condroitin-6-sulfato e queratan sulfato).

A **parte inorgânica** também corresponde a 50% do peso da matriz. Tem diversos íons; os mais encontrados são cálcio e fósforo (na forma de fosfato), e os menos frequentes são bicarbonato, magnésio, sódio e citrato. O cálcio e o fosfato dão origem a cristais de hidroxiapatita – $Ca_{10}(PO_4)_6(OH)_2$ – em forma de agulhas. Em torno desses cristais, existe uma camada de água (capa de hidratação) que facilita a troca de íons entre o cristal e o fluído. A associação da hidroxiapatita com as fibras de colágeno é responsável pela dureza e consistência do osso.

O **osteoide** é uma matriz óssea que não se calcifica e está presente entre os osteoblastos e a matriz calcificada; sua função é proteger os osteoblastos.

Já a **osteonectina** é uma glicoproteína adesiva sintetizada pelo osteoblasto semelhante à fibronectina, cuja função é ligar as células ósseas (osteoblastos e osteócitos) à matriz óssea.

5.6.3 Bainhas conjuntivas associadas ao tecido ósseo

São encontradas duas bainhas conjuntivas associadas ao tecido ósseo: o periósteo e o endósteo.

O **periósteo** é um tipo de tecido conjuntivo denso, muito fibroso externamente e muito celular e vascular na porção interna, junto ao tecido ósseo. Apresenta algumas fibras de colágeno do tecido ósseo que são contínuas com as fibras do periósteo, denominadas *fibras de Sharpey*, responsáveis por unir o periósteo ao tecido ósseo. As células encontradas no periósteo transformam-se em osteoblastos, participando no crescimento dos ossos e na reparação das fraturas.

O **endósteo**, por sua vez, é formado por uma lâmina de tecido conjuntivo frouxo que reveste cavidades do osso esponjoso, canal medular, canais de

Havers e canais de Wolkmann. Nele, existem vasos sanguíneos que se ramificam e penetram no osso através de canais encontrados na matriz óssea.

Tanto o periósteo quanto o endósteo nutrem o tecido ósseo, pois de seus vasos sanguíneos partem ramos que penetram nos ossos pelos canais de Wolkmann.

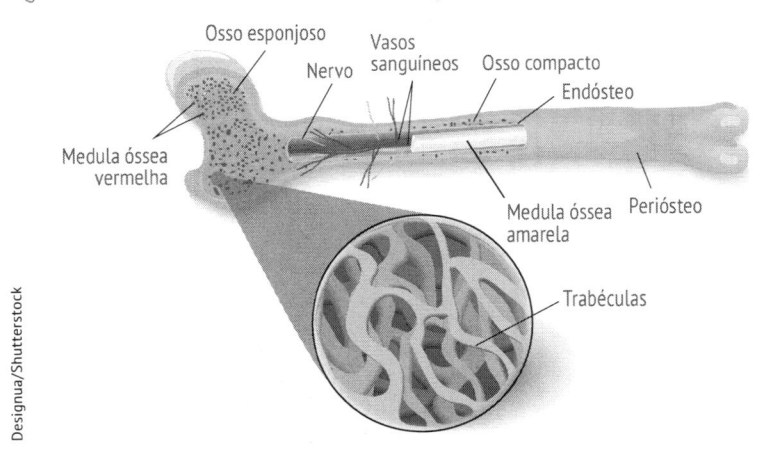

Figura 5.25 – Anatomia de um osso longo

5.6.4 Tipos de tecido ósseo

A análise histológica mostra a existência de dois tipos de tecidos ósseos: o tecido ósseo primário ou imaturo e o tecido ósseo secundário, maduro ou lamelar.

5.6.4.1 TECIDO ÓSSEO PRIMÁRIO OU IMATURO

O tecido ósseo primário ou imaturo é o primeiro tipo de tecido que aparece e gradualmente é substituído por tecido ósseo secundário ou lamelar. Em adultos, esse tecido não é comum; pode ser encontrado nos alvéolos dentários, perto das suturas do crânio e em certos pontos de inserção dos tendões. O tecido primário tem fibrilas de colágeno, dispostas em várias direções, menos minerais e mais osteócitos do que o tecido ósseo secundário (Junqueira; Carneiro, 2018).

5.6.4.2 TECIDO ÓSSEO SECUNDÁRIO, MADURO OU LAMELAR

Geralmente é encontrado no adulto, com matriz mais calcificada e mais resistente. O tecido tem fibras colágenas organizadas em lamelas paralelas umas às outras ou dispostas em camadas concêntricas em torno de canais com vasos, formando os canais de Havers.

No interior das lacunas, os osteócitos estão espalhados em intervalos regulares, entre ou dentro das lamelas. Na diáfise dos ossos, as lamelas se organizam para constituir os sistemas de Havers, os circunferenciais interno e externo e os intermediários.

Figura 5.26 – Diagrama tridimensional da estrutura óssea

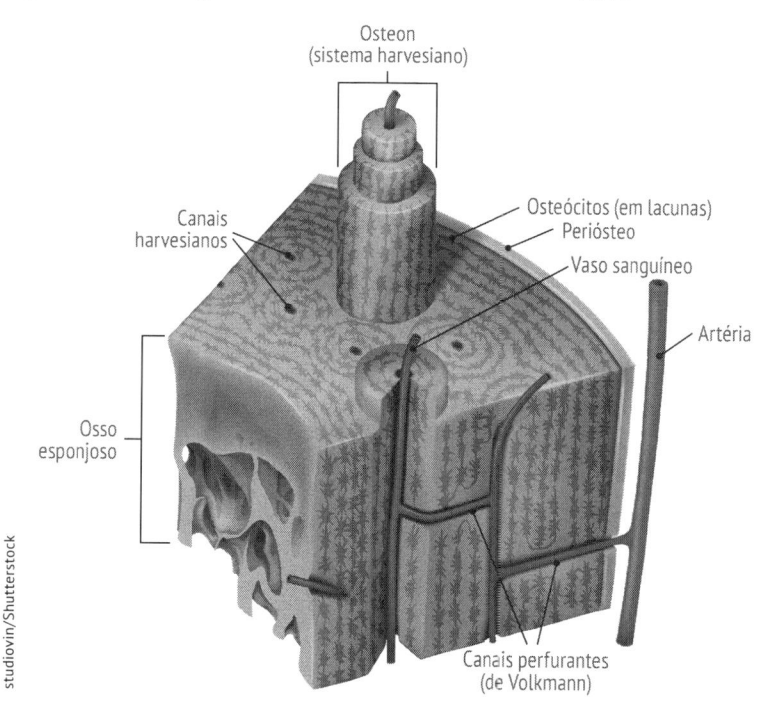

O **sistema de Havers** é constituído por um cilindro longo, às vezes bifurcado, paralelo à diáfise e formado por 4 a 20 lamelas ósseas concêntricas. Cada sistema mostra uma alternativa de lamelas claras e escuras, em razão do arranjo de fibras colágenas nas lamelas ósseas.

No centro do cilindro ósseo, encontra-se o canal de Havers, revestido de endósteo. Esses canais se comunicam entre si, com a cavidade medular e com a superfície externa do osso por meio de canais de Wolkmann, os quais atravessam as lamelas ósseas.

Figura 5.27 – Desenvolvimento e estrutura de um osteon ou sistema de Havers

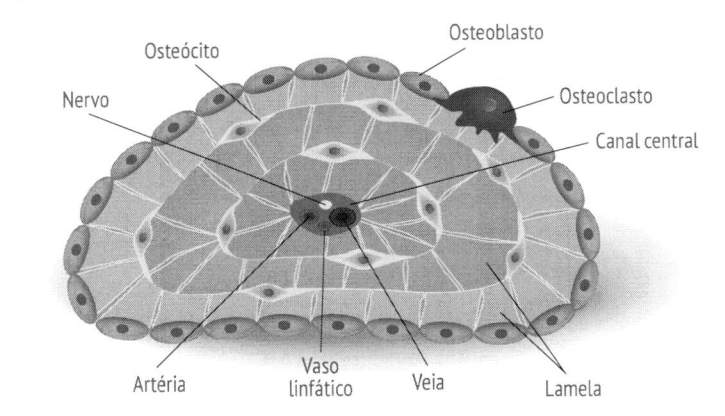

O **sistema circunferencial** "é constituído por lamelas ósseas paralelas entre si formando duas faixas, uma interna, encontrada em torno do canal medular e uma externa mais desenvolvida que fica próxima ao periósteo" (Junqueira; Carneiro, 2018, p. 141).

O **sistema intermediário** é formado por grupos de lamelas, geralmente de forma triangular, que provêm de um sistema de Havers destruído durante o crescimento do osso, ou da reabsorção ou remodelação óssea.

Figura 5.28 – Micrografia de um osso compacto

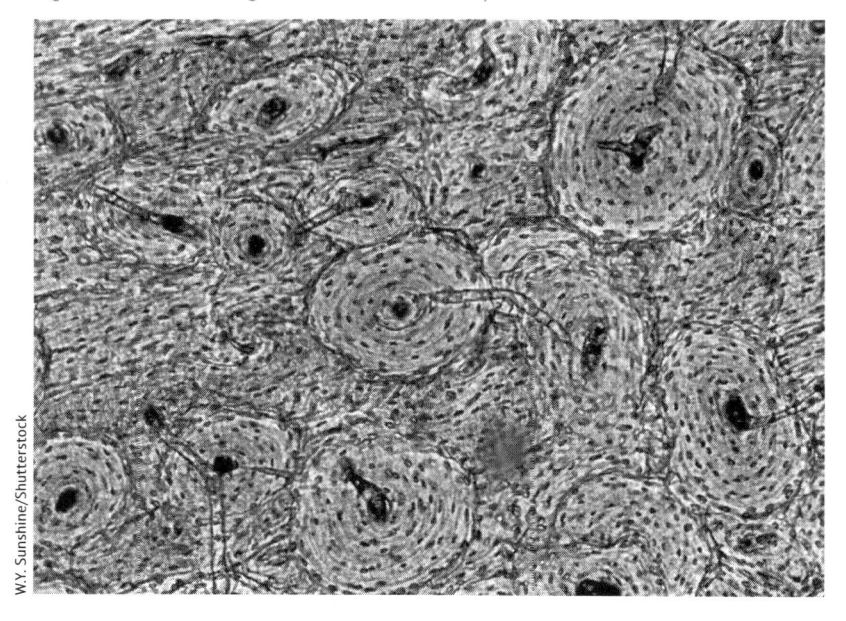

W.Y. Sunshine/Shutterstock

Estudo de caso

Uma senhora de 45 anos relatou ao médico sua preocupação com alguns sintomas que surgiram após a ingestão do leite, como inchaço e dores na barriga. De vez em quando, tinha diarreia.

Com base nas queixas, o médico informou que ela estava com alergia às proteínas do leite de vaca (APLV), por isso deveria evitar o consumo de leite e de seus derivados, como queijos, manteiga, iogurte, creme de leite e doce de leite, entre outros.

De acordo com Mattar, Mazo e Carrilho (2012, citados por Asbai e SBAN, 2012, p. 204), a APLV é "assim denominada por envolver mecanismos imunológicos, e a intolerância à lactose".

Para Lieberman et al. (2010, citado por Asbai e SBAN, 2012, p. 207), "O diagnóstico correto e o início precoce do tratamento, assim como a educação do paciente e de seus cuidadores, tendem a minimizar riscos e reduzir óbitos".

No caso da intolerância à lactose, ocorre a falta da lactase, uma enzima que digere a lactose. Mattar, Mazo e Carrilho (2012, citados por Asbai e SBAN, 2012, p. 204) afirmam que "pode ocorrer a fermentação da lactose não absorvida, causando diarreia, distensão e dores abdominais, caracterizando a intolerância à lactose, doença sem envolvimento do sistema imunológico".

Entre as alergias alimentares, há aquelas mediadas pela IgE (anticorpos ou imunoglobulinas produzidas pelos mastócitos), as não mediadas pela IgE (e sim pelos linfócitos T; reação de hipersensibilidade do tipo IV) e as mistas.

Síntese

Neste capítulo, abordamos o tecido conjuntivo, seus componentes e sua classificação.

Esse tecido se origina do folheto mesoderme, que, ainda durante o desenvolvimento embrionário, diferencia-se em um tecido embrionário denominado *mesênquima*, responsável por formar os diferentes tipos de tecidos conjuntivos.

O tecido conjuntivo apresenta como características morfológicas abundante matriz extracelular; variedade de células; é vascularizado e inervado; é amplamente distribuído, desempenhando várias funções. Tem células que realizam importantes funções – como defesa do organismo (macrófagos, mastócitos, células transitórias), reparação tecidual (fibroblastos) e reserva de energia (adipócitos) – e uma matriz composta por componentes fundamentais (fibras e SFA) para manter a estrutura do tecido.

Ademais, tratamos da classificação do tecido conjuntivo: tecido conjuntivo propriamente dito (tecido conjuntivo frouxo, tecido conjuntivo denso não modelado e tecido conjuntivo denso modelado) e tecido conjuntivo com propriedades especiais (tecido reticular, tecido elástico, tecido mucoso, tecido adiposo, tecido cartilaginoso e tecido ósseo).

Cada um dos tecidos conjuntivos foi descrito separadamente para melhor compreensão, oportunidade em que destacamos as características, a localização, as funções e os componentes respectivos.

Atividades de autoavaliação

1. O edema é o resultado do acúmulo de líquido intersticial no tecido e pode ser ocasionado por algumas patologias. Esse líquido normalmente é originário:

    a. do tecido epitelial.

    b. do plasma sanguíneo.

    c. do vaso linfático.

    d. de vaso de grande calibre.

    e. das veias.

2. Os mastócitos desempenham importantes funções no tecido conjuntivo. Para tal:

    a. têm receptores para anticorpos (IgE) em sua membrana e produzem colágeno.

    b. apresentam uma membrana permeável a anticorpos (IgE) e produzem SFA.

    c. têm receptores para anticorpos (IgE) em sua membrana e participam dos processos alérgicos.

    d. têm receptores para antígenos (IgE) em sua membrana e participam dos processos inflamatórios.

    e. apresentam um citoplasma carregado de antígenos (IgE) importantes para o processo de anafilaxia.

3. A produção de energia na forma de ATP é um processo que ocorre nas mitocôndrias, no qual as células utilizam a energia contida nas ligações químicas dos nutrientes (glicose, lipídios e proteínas). Se houver a utilização de toda a glicose, as células passam a usar a gordura de reserva armazenada na forma de triglicerídeos. A célula conjuntiva que armazena triglicerídios é o:
   a. macrófago.
   b. plasmócito.
   c. linfócito.
   d. fibrócito.
   e. adipócito.

4. O tecido conjuntivo diferencia-se de outros tecidos por ter:
   a. pouca SFA, vários tipos de células indiferenciadas e abundantes fibras colágenas.
   b. abundantes células, pouca matriz extracelular mantida por SFA e vasos sanguíneos.
   c. ausência de vasos sanguíneos, abundantes vasos linfáticos e uma pequena quantidade de células.
   d. presença de vasos sanguíneos, variedade celular e uma grande quantidade de matriz intercelular.
   e. um número reduzido de células e pouca matriz extracelular com muitas fibras colágenas e elásticas.

5. Após tomar uma vacina contra o sarampo, uma criança está imunizada contra essa doença em razão da presença, em seu organismo, de célula responsável por sua imunidade humoral (produção de anticorpos). Essa célula é o:
   a. macrófago.
   b. plasmócito.
   c. eosinófilo.
   d. fibrócito.
   e. mastócito.

Atividades de aprendizagem

QUESTÕES PARA REFLEXÃO

1. A derme da pele tem um tecido conjuntivo no qual as fibras colágenas grosseiras estão mescladas em uma rede que resiste às trações em todas as direções. Descreva a classificação desse tecido, seus componentes e outras regiões do organismo em que pode ser encontrado.

2. Cite o nome das duas glicoproteínas adesivas mais importantes para a matriz extracelular do tecido conjuntivo e o nome das células responsáveis pela sua produção.

3. A principal característica morfológica do tecido conjuntivo, de forma geral, é a presença de muita matriz extracelular ou intercelular. Indique quais são as células responsáveis pela produção das macromoléculas da matriz nos tecidos conjuntivo frouxo, mucoso, cartilaginoso e ósseo.

4. Algumas horas após um parto normal, foi realizada a coleta de amostra do tecido uterino de uma paciente para a confirmação de um diagnóstico citológico. O patologista, ao examinar o material coletado, constatou a presença de grandes células. Cite o nome dessa célula e descreva suas características morfológicas.

ATIVIDADES APLICADAS: PRÁTICA

1. Para analisar um corte histológico em uma lâmina permanente por meio de microscópio óptico, é necessário que esse material passe por várias etapas de preparo. Uma das mais importantes é a coloração dos tecidos. Faça uma pesquisa e indique o nome dos dois corantes mais utilizados em estudos e análises histológicas.

Para saber mais

MUITO além do peso. Direção: Estela Renner. 2012. 80 min.

Este documentário analisa a problemática da obesidade infantil por meio dos registros do Brasil e de cidades estadunidenses, apresentando depoimentos de especialistas. A alta incidência de doenças infantis precoces relacinadas à má alimentação tem motivado discussões a respeito do papel da família, da escola, do Estado e da indústria na formação e na influência sobre o consumo e a alimentação dos mais jovens.

Capítulo 6

Tecido muscular e tecido nervoso

Vera Lucia Pereira dos Santos

Neste capítulo, apresentaremos os tecidos muscular e nervoso. Sobre o primeiro, contextualizaremos a origem embrionária, as características e as funções exercidas por cada um dos tipos desse tecido. A respeito do segundo, também trataremos de sua origem embrionária e enfatizaremos as células denominadas *neurônios* e as células da glia ou neuróglia.

Além dos tecidos muscular e nervoso, abordaremos a importância da junção neuromuscular e o papel exercido pelo neurônio na estimulação e na contração da fibra muscular estriada esquelética.

6.1 Tecido muscular

Os tecidos musculares são derivados do folheto embrionário mesoderme. Durante o desenvolvimento embrionário, o mesoderme diferencia-se em um tecido embrionário denominado *mesênquima*, formado por células mesenquimais indiferenciadas (CMI) e uma matriz extracelular. Essas células indiferenciadas se diferenciam por um processo de alongamento gradativo, com simultânea síntese de proteínas filamentosas, dando origem aos três tipos de células musculares.

As CMIs se alongam e se fundem para formar as **células musculares estriadas esqueléticas**, resultando em uma célula alongada com muitos núcleos posicionados em sua periferia. Para formar as **células musculares estriadas cardíacas**, uma ou duas CMIs se alongam e formam uma célula com um ou dois núcleos centrais, além de ramificações em suas extremidades. Na formação de uma **célula muscular lisa**, apenas uma célula mesenquimal indiferenciada se diferencia em uma célula fusiforme, isto é, alongada e com extremidades mais estreitas que a região central da célula.

Após essa diferenciação, cada tipo de célula muscular se une para formar os respectivos tecidos musculares: o tecido muscular estriado esquelético, o tecido muscular estriado cardíaco e o tecido muscular liso. Vejamos a figura a seguir.

Figura 6.1 – Tipos de tecido muscular

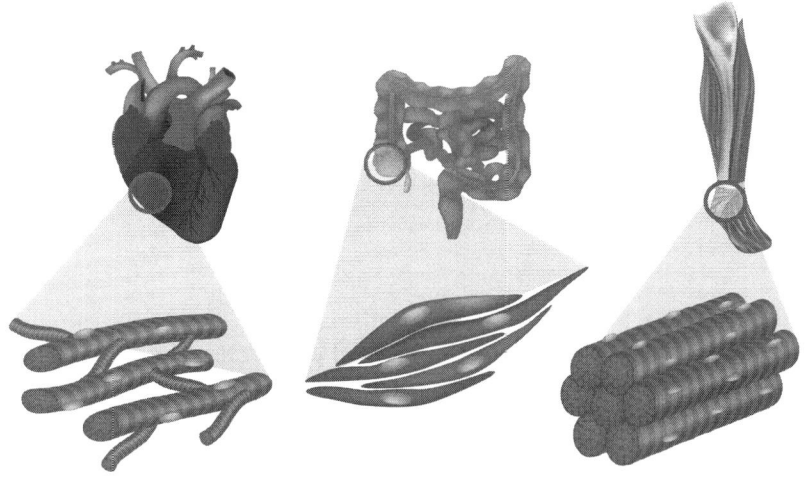

Tecido muscular estriado cardíaco
(miocárdio do coração)

Tecido muscular liso
(trato intestinal)

Tecido muscular estriado esquelético
(músculo do pé)

As estruturas das células musculares recebem nomes especiais: a membrana plasmática é denominada *sarcolema*; o citoplasma é o *sarcoplasma*; o retículo endoplasmático liso se torna *retículo sarcoplasmático*; a mitocôndria passa a se chamar *sarcossoma*.

Nas fibras musculares esqueléticas, o sarcômero é a unidade funcional das fibras musculares estriadas. Os sarcômeros são delimitados por dois discos densos e finos denominados *disco* ou *linha Z*. A partir deles e em direção ao centro do sarcômero, existem filamentos finos de actina que formam duas regiões claras (isotrópicas) chamadas *banda I*. No centro do sarcômero e nunca ligados aos discos Z, são encontrados os filamentos grossos de miosina, os quais formam uma faixa larga e densa no centro do sarcômero, a banda A (anisotrópica). Vamos conhecer a descrição desses elementos:

- banda A: banda escura ou anisotrópica, formada por filamentos de miosina;
- banda H: divide a banda A em duas metades (no centro da banda);

- linha M: linha que divide a banda H em dois.
- banda I: banda clara ou isotrópica composta por filamentos de actina e as proteínas tropomiosina (composta de duas cadeias polipeptídicas enroladas uma na outra, formando uma molécula longa e fina com comprimento de 40 mm) e troponina (complexo de três subunidades: a TnT, que se liga fortemente à tropomiosina; a TnC, que revela grande afinidade pelos íons cálcio; a TnI, que cobre o sítio ativo da actina no qual ocorre a interação actina-miosina);
- disco ou linha Z: linha transversal escura, que aparece no centro de cada banda I, formada por filamentos intermediários (desmina).

Figura 6.2 – Organização de um sarcômero

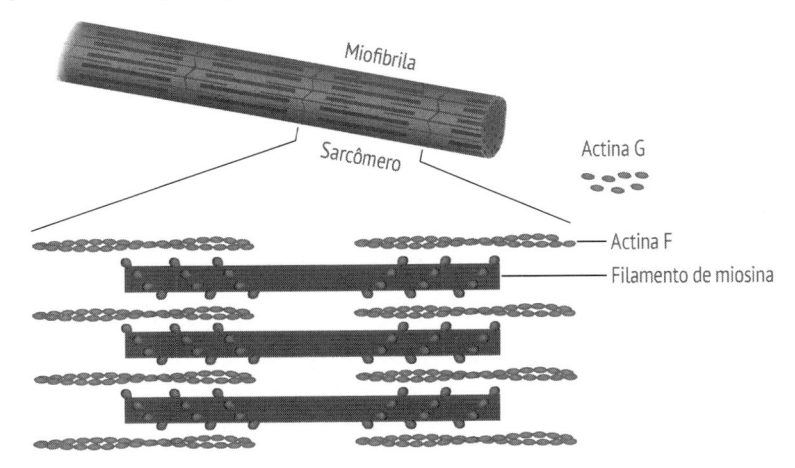

Além dos componentes do sarcômero, é importante destacarmos alguns constituintes encontrados no sarcoplasma das fibras esqueléticas e suas respectivas funções, tais como:

- o retículo endoplasmático rugoso e os ribossomos, encontrados em pequenas quantidades;
- o retículo sarcoplasmático, uma rede de cisternas que envolve grupos de miofilamentos, separados em feixes cilíndricos e que regulam o fluxo de cálcio utilizado na contração muscular e no relaxamento;
- o sistema T ou sistema de túbulos transversais, composto por uma rede de invaginações tubulares do sarcolema, cujos ramos envolvem

as junções da banda A e da banda I de cada sarcômero; esse sistema é responsável pela contração uniforme de cada fibra esquelética.

No sarcoplasma, ainda são encontrados grânulos de glicogênio que constituem de 0,5 a 1% do peso do músculo, os quais atuam como depósito de energia para a contração muscular, além da mioglobina, uma proteína que capta oxigênio do sangue e o armazena nas fibras musculares.

Todos esses componentes são importantes, pois participam de forma efetiva nos processos da contração muscular. Vamos observar a imagem a seguir.

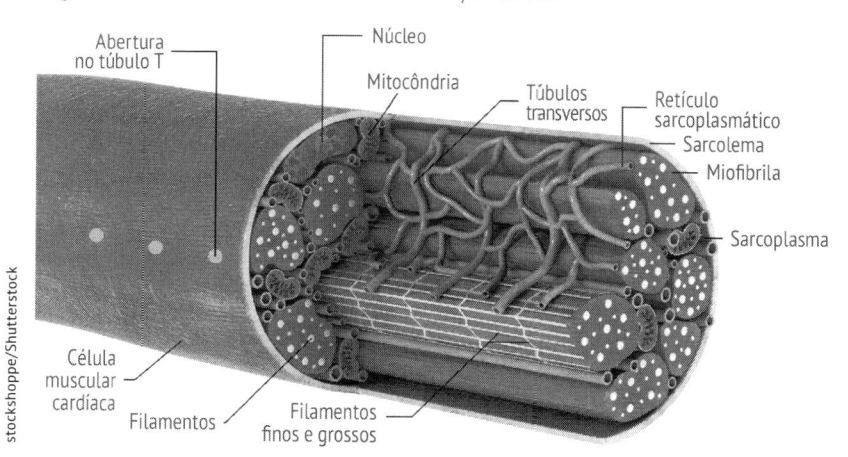

Figura 6.3 – Fibra muscular e seus componentes

6.1.1 Tipos de tecido muscular

A seguir, abordaremos os três tipos de tecidos musculares: estriado esquelético, estriado cardíaco e liso.

6.1.1.1 TECIDO MUSCULAR ESTRIADO ESQUELÉTICO

É o principal tecido do músculo estriado esquelético. A maioria dos músculos esqueléticos se encontra fixada aos ossos do esqueleto. A contração de suas fibras exerce uma força sobre os ossos, resultando em movimento.

Tecido muscular e tecido nervoso

É formado por feixes de células cilíndricas muito longas e com muitos núcleos (multinucleadas), posicionados na periferia das células. Em seu sarcoplasma, apresenta pequenos túbulos T próximos a cisternas grandes de retículo sarcoplasmático, formando tríades, além de conter poucos sarcomossomas, bem como retículo endoplasmático rugoso e aparelho de Golgi pouco desenvolvidos. Como fonte de energia, utiliza glicogênio e ácidos graxos. A contração desse tecido é rápida e voluntária.

A figura a seguir é de uma micrografia de fibras musculares esqueléticas estriadas com estrias transversais, mostrando bandas A (escuras) e bandas I (claras), coradas com hematoxilina fosfotúngstica de Mallory.

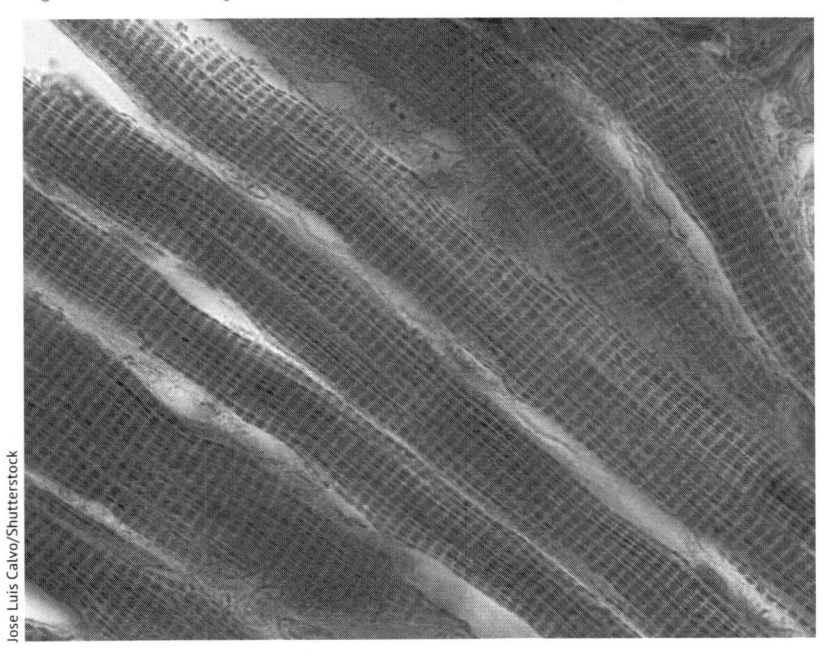

Figura 6.4 – Micrografia de tecido muscular estriado esquelético

Jose Luis Calvo/Shutterstock

Na formação do tecido muscular estriado esquelético, encontramos três tipos de bainhas conjuntivas: o endomísio, um tecido conjuntivo frouxo e delicado, que circunda intimamente cada fibra muscular e que contém capilares; o perimísio, que cinge os feixes de fibras musculares (os fascículos) e serve de trajeto para os vasos sanguíneos maiores;

e o epimísio, um tecido conjuntivo relativamente denso, que circunda o músculo (Santos, 2019).

Ao ocorrer uma lesão no tecido muscular estriado esquelético, este se regenera parcialmente por meio das células satélites presentes no endomísio. Essas células se encontram inativas e, no caso de uma lesão, são estimuladas a entrar em atividade e a se dividir por mitose. As células resultantes dessa mitose se unem e dão origem a uma nova fibra muscular estriada esquelética.

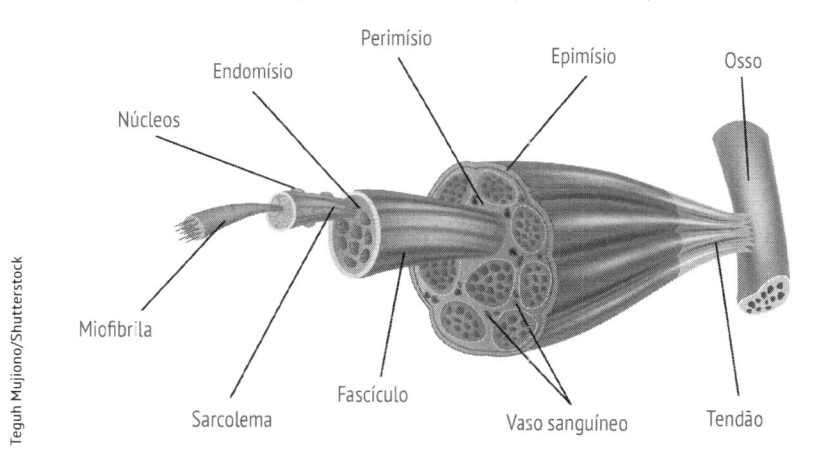

Figura 6.5 — Bainhas conjuntivas: endomísio, perimísio e epimísio

6.1.1.2 TECIDO MUSCULAR ESTRIADO CARDÍACO

Forma o músculo cardíaco, presente em uma das camadas formadoras do coração, o miocárdio.

O tecido muscular estriado cardíaco tem células alongadas e ramificadas, com um ou dois núcleos centrais. Essas células são unidas por discos intercalares, estruturas exclusivas desse tecido e que aparecem ao microscópio óptico como linhas transversais dispostas em intervalos irregulares ao longo da fibra. Tais discos são formados por três tipos de junções: junção aderente, desmossomos e junção comunicante.

Tecido muscular e tecido nervoso

O sarcômero é semelhante ao da fibra muscular estriada esquelética, porém os túbulos T são maiores e as cisternas do retículo sarcoplasmático são menores do que na fibra esquelética. Diferentemente da fibra muscular estriada esquelética, na fibra cardíaca existe apenas uma expansão de túbulo T e uma cisterna de retículo sarcoplasmático, formando uma díade, em vez de tríade.

As células musculares estriadas cardíacas têm ainda muitos sarcossomas, além de um retículo endoplasmático rugoso e um aparelho de Golgi pouco desenvolvidos. Como fonte de energia, essas células utilizam ácidos graxos e glicogênio.

Cada uma das células é revestida pelo endomísio, bainha de tecido conjuntivo frouxo que contém capilares sanguíneos.

A figura seguinte mostra a micrografia de fibras musculares esqueléticas estriadas, com estrias cruzadas com bandas A escuras e bandas I claras, coradas com H&E. A linha Z se destaca no centro das bandas I.

Figura 6.6 – Micrografia do tecido muscular estriado esquelético

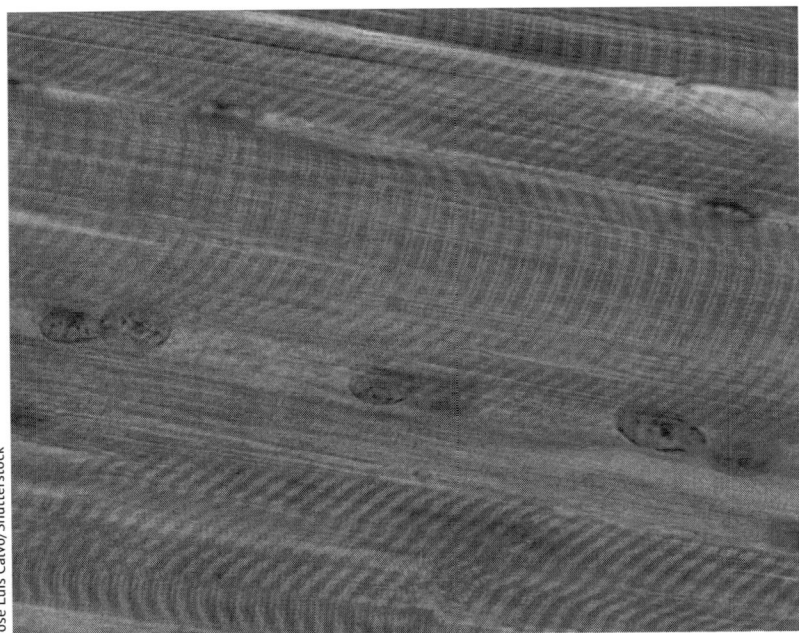

Caso ocorra alguma lesão nas células musculares estriadas cardíacas, não há regeneração da região lesionada, apenas se forma uma cicatrização constituída de tecido conjuntivo denso, rica em fibras colágenas, produzidas por fibroblastos que invadem o local da lesão.

Vejamos a figura a seguir, que representa uma fibra muscular estriada cardíaca com o núcleo central de uma célula e o disco intercalar que une uma célula a outra.

Na próxima imagem, temos a micrografia de fibras musculares estriadas cardíacas com pigmento amarelo de grânulos de lipofuscina perto dos núcleos, coradas com H&E. As fibras são unidas por discos intercalares.

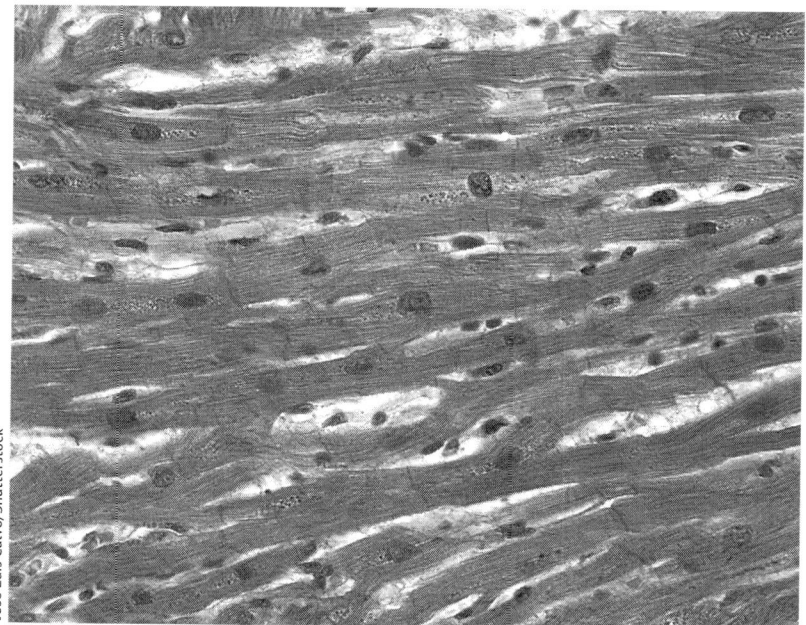

Figura 6.7 – Micrografia de fibra muscular estriada cardíaca

6.1.1.3 TECIDO MUSCULAR LISO

Forma camadas nas paredes de órgãos viscerais, como estômago, intestino, vesícula biliar e bexiga urinária, entre outros, além de estar presente nas artérias.

O tecido muscular liso é composto por aglomerados de células fusiformes sem estrias transversais e com um núcleo central. No sarcoplasma da célula, há um retículo sarcoplasmático pouco desenvolvido e sem envolvimento com o armazenamento de cálcio, pois as organelas responsáveis por isso são os cavéolos. Ainda encontramos alguns sarcossomas e um aparelho de Golgi pouco desenvolvidos, e não há a presença de túbulos T.

Apesar de não ter sarcômeros, as células musculares lisas apresentam a banda A formada por miosina e a banda I composta por actina, tropomiosina e calmudolina.

A figura seguinte corresponde a uma micrografia de fibras musculares lisas da camada muscular de uma tuba uterina (de Falópio) humana, coradas com H&E. Elas estão agrupadas em pequenos fascículos misturados, a maioria delas orientadas longitudinalmente.

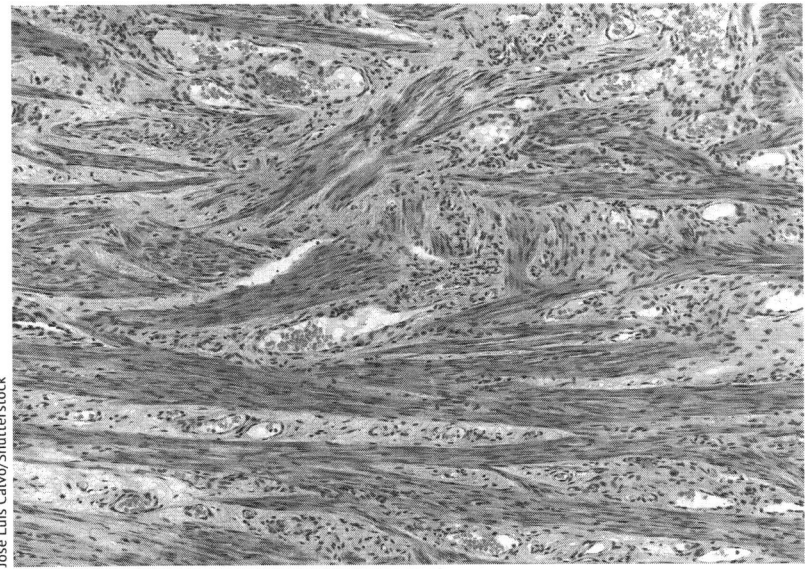

Figura 6.8 – Micrografia do tecido muscular liso

Jose Luis Calvo/Shutterstock

Se houver uma lesão no músculo liso, as células musculares lisas revelam capacidade total de regeneração desse músculo. No local da lesão, as células entram em processo de mitose e regeneram o tecido. Outras células que também podem participar do processo de reconstrução tecidual são os pericitos, células conjuntivas que se encontram em torno dos vasos sanguíneos de menor calibre. Elas se dividem por mitose e, em seguida, diferenciam-se em células musculares lisas.

Figura 6.9 — Fibra muscular lisa relaxada e contraída

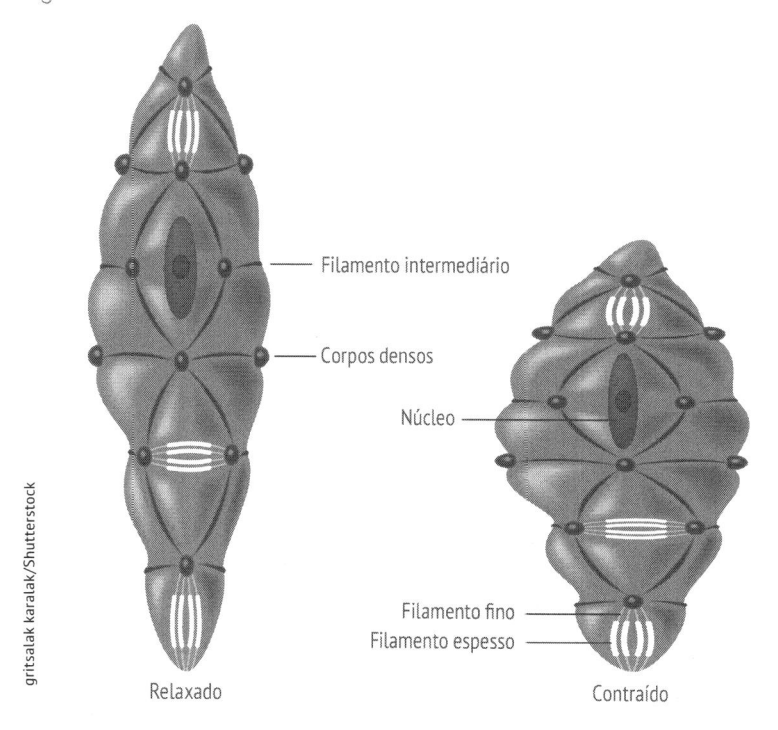

Filamento intermediário
Corpos densos
Núcleo
Filamento fino
Filamento espesso

Relaxado   Contraído

gritsalak karalak/Shutterstock

6.2 Tecido nervoso

Origina-se do folheto embrionário ectoderme. É formado por células altamente especializadas, os neurônios, e pelas células da glia, responsáveis por sustentar os neurônios e participar de outras funções importantes.

6.2.1 Neurônio

É constituído por um corpo celular, múltiplos dendritos e um único e longo prolongamento, o axônio.

A figura a seguir mostra um neurônio e suas partes: os dendritos que partem do corpo celular e se ramificam; o núcleo presente no corpo celular; o axônio revestido pela bainha de mielina e suas terminações axonais.

Figura 6.10 – Partes do neurônio

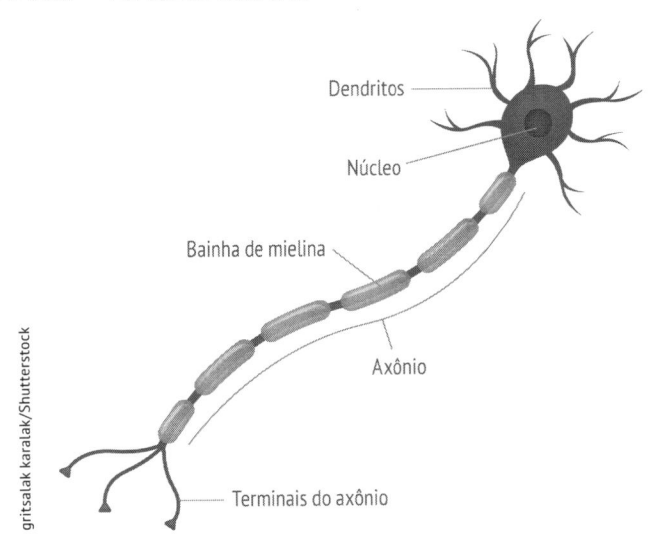

- Dendritos
- Núcleo
- Bainha de mielina
- Axônio
- Terminais do axônio

gritsalak karalak/Shutterstock

O **corpo celular** do neurônio também é chamado de *pericário*. Nessa região da célula, há um núcleo esférico e central e um nucléolo. São encontrados ainda grumados visíveis ao microscópio óptico denominados de *corpúsculos de Nissl*, formados por agregados de cisternas paralelas com polirribossomos livres entre elas.

No corpo celular, existem mitocôndrias em quantidades moderadas, neurofilamentos com aproximadamente 10 nm de diâmetro, formando as neurofibrilas, além de microtúbulos com aproximadamente 24 nm de diâmetro, os quais estão presentes em outros tipos celulares. O aparelho de Golgi é visto somente no pericário e é constituído por grupos de cisternas localizadas em torno do núcleo.

Em alguns neurônios, há grânulos de melanina e, com pouca frequência, pigmentos de lipofucscina de cor parda que contém lipídios, os quais se acumulam com o passar dos anos e consistem em resíduos de material parcialmente digerido pelos lisossomos.

Os **dendritos** são numerosos na maioria das células nervosas. Aumentam a superfície celular, possibilitando o recebimento dos impulsos trazidos pelos numerosos terminais axônicos. A composição dos dendritos é semelhante à do corpo celular, mas não apresentam aparelho de Golgi; geralmente, são curtos e se ramificam. Ainda revelam pequenas projeções citoplasmáticas (espinhos ou gêmulas), que normalmente correspondem a locais de contatos sinápticos.

Comumente denominada *fibra nervosa*, o **axônio** é um cilindro de comprimento e diâmetro variáveis, conforme o tipo de neurônio; cada neurônio tem apenas um único axônio. Alguns axônios são curtos, mas, na maioria dos casos, são mais longos do que os dendritos da mesma célula.

O axônio se inicia em uma região do corpo celular por meio de uma estrutura cônica chamada de *cone de implantação*, pobre em polirribossomos e retículo endoplasmático rugoso. No axoplasma (citoplasma do axônio), são encontrados poucas mitocôndrias, cisternas do retículo endoplasmático liso, microtúbulos e neurofilamentos. A porção final do axônio é denominada *telodendro*, região geralmente muito ramificada (Santos, 2019).

Para que as organelas e as moléculas possam ser transportadas ao longo do neurônio, acontecem dois tipos de movimentos: fluxo anterógrado e fluxo retrógrado. No primeiro, os movimentos ocorrem por meio de uma proteína motora denominada *cinesina*, responsável por transportar moléculas proteicas do corpo celular para o axônio. No segundo, a proteína motora é a dineína, que transporta, do axônio para o corpo celular, diversas moléculas e material resultante do processo de endocitose, por exemplo, vírus e toxinas, para que possam ser destruídos pelos lisossomos presentes no corpo celular.

A respeito das proteínas cinesina e dineína, Junqueira e Carneiro (2018, p. 160) esclarecem que: "microtúbulos e proteínas motoras são responsáveis pelos fluxos axonais. As proteínas motoras prendem vesículas, organelas ou moléculas e transitam sua 'carga' sobre os microtúbulos".

6.2.2 Células da glia ou neuróglia

Em contato com os neurônios, no tecido nervoso do sistema nervoso central são encontradas as células da glia ou neuróglia, entre as quais estão os astrócitos, as micróglias, os oligodendrócitos e as células ependimárias. As únicas células da glia presentes no tecido nervoso do sistema nervoso periférico são as células de Schwann.

A figura seguinte mostra neurônios e células neurogliais. As células gliais são aquelas não neuronais no cérebro e podem ser de diferentes tipos: oligodendrócitos, micróglia, astrócitos e células Schwann.

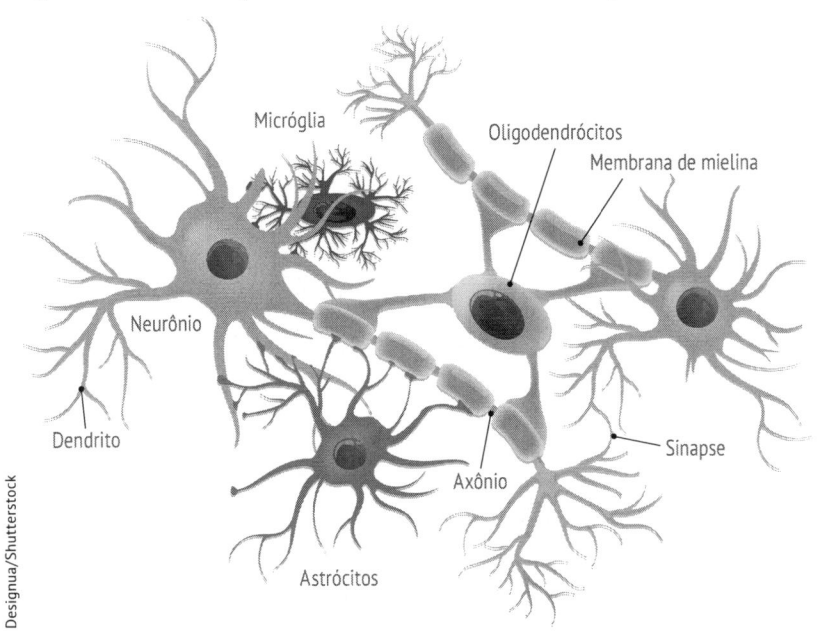

Figura 6.11 – Interação do neurônio com as células da glia

ASTRÓCITOS

São as maiores células da neuróglia. Apresentam núcleos maiores e prolongamentos centrais, bem como citoplasma claro, pobre em organelas e rico em filamentos intermediários. Seus prolongamentos envolvem completamente os capilares sanguíneos, formando junções oclusivas para constituir uma barreira hematoencefálica (Santos, 2019).

Os astrócitos dirigem também seus prolongamentos para formar uma camada localizada no tecido do sistema nervoso central (encéfalo e medula). Esse revestimento cria um compartimento funcional para o tecido nervoso, com moléculas e íons adequados ao bom funcionamento dos neurônios.

Existem dois tipos de astrócitos: os protoplasmáticos, encontrados na substância cinzenta; e os fibrosos, presentes na substância branca e que participam do processo de cicatrização do tecido nervoso.

A figura a seguir mostra uma micrografia de astrócitos no córtex cerebral humano pelo método do ouro sublimado de Cajal.

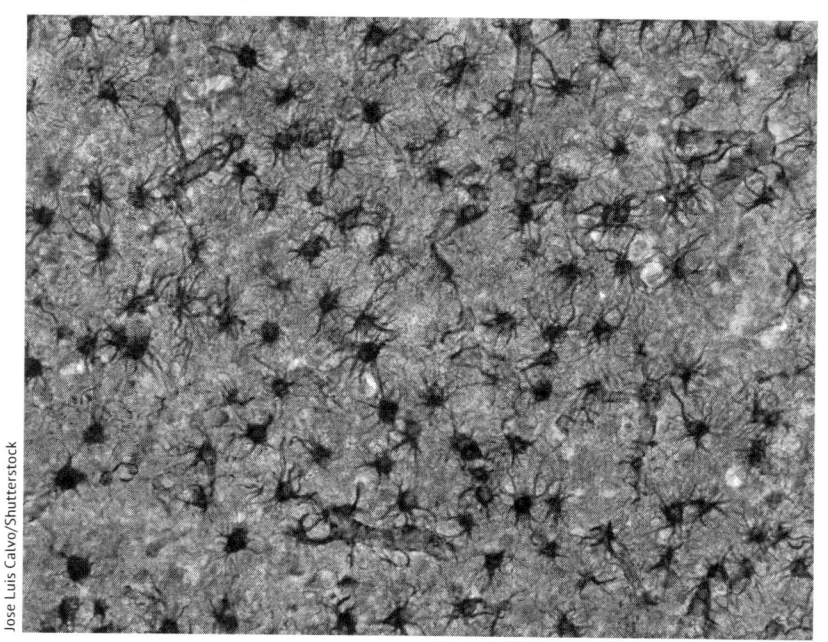

Figura 6.12 – Micrografia de astrócito

Jose Luis Calvo/Shutterstock

OLIGODENDRÓCITOS

São células menores que os astrócitos e com poucos prolongamentos. São encontrados tanto na substância branca quanto na substância cinzenta dos órgãos do sistema nervoso central.

O citoplasma dessas células é mais rico em organelas e contém um núcleo relativamente pequeno, abundante retículo endoplasmático rugoso, muitos ribossomos livres e mitocôndrias, além de um complexo de Golgi. Nos prolongamentos celulares e em torno do núcleo, podem ser vistos microtúbulos. Na substância cinzenta, os oligodendrócitos se encontram próximos aos neurônios, constituindo as células satélites.

As alterações químicas provocadas por um estímulo ocorrem nas duas células (oligodendrócitos e neurônios), pois são interdependentes em seu metabolismo. Os oligodendrócitos são responsáveis pela formação das bainhas de mielina do sistema nervoso central. Um único oligodendrócito pode assegurar a mielinização de vários axônios (Santos, 2019).

MICRÓGLIAS

Apresentam corpo alongado e pequeno, com núcleo denso e bem alongado, e estão presentes em quantidades menores no tecido nervoso. Têm prolongamentos curtos, cobertos por saliências finas, com aspecto espinhoso. São encontradas tanto na substância branca como na substância cinzenta. Trata-se de células que desempenham funções semelhantes aos macrófagos do tecido conjuntivo – por isso, são consideradas o macrófago do tecido nervoso.

A figura seguinte apresenta as células da micróglia coradas com o método do carbonato de prata de Rio Hortega presentes na substância cinzenta do cérebro. Esse tipo é a micróglia ramificada ou em repouso que aparece no tecido cerebral normal.

Figura 6.13 – Micrografia de micróglia

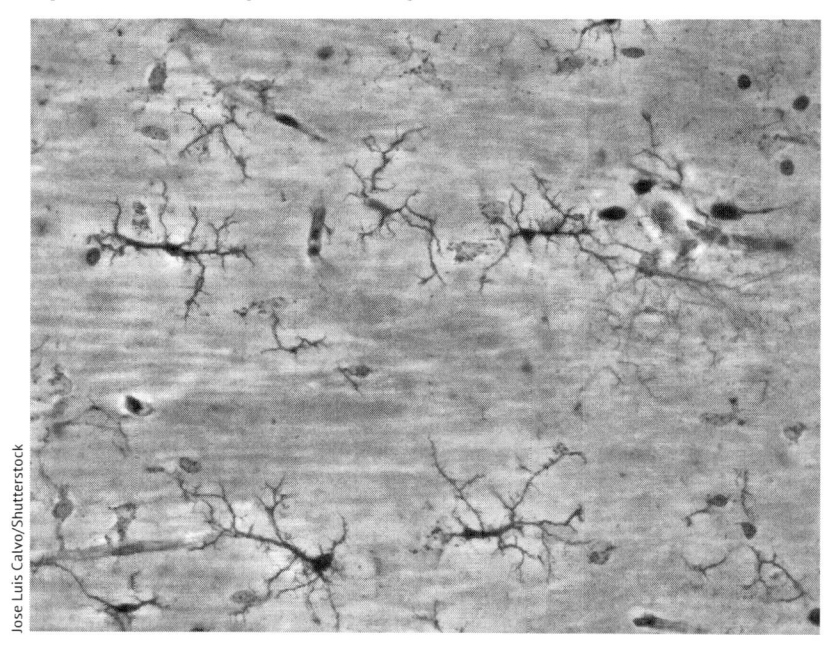

CÉLULAS EPENDIMÁRIAS

São colunares, de baixas a cuboides e apresentam ramificações. Revestem as cavidades do encéfalo e da medula e estão em contato com o líquido cefalorraquidiano encontrado nessas cavidades.

Na figura a seguir, podemos visualizar as células da glia abordadas até o momento. Observe as células gliais: micróglia, astrócitos, oligodendrócitos, células de Schwann, células ependimárias.

Figura 6.14 – Células da glia

Oligodendrócitos

Micróglia

Células ependimárias

Astrócitos

Células de Schwann

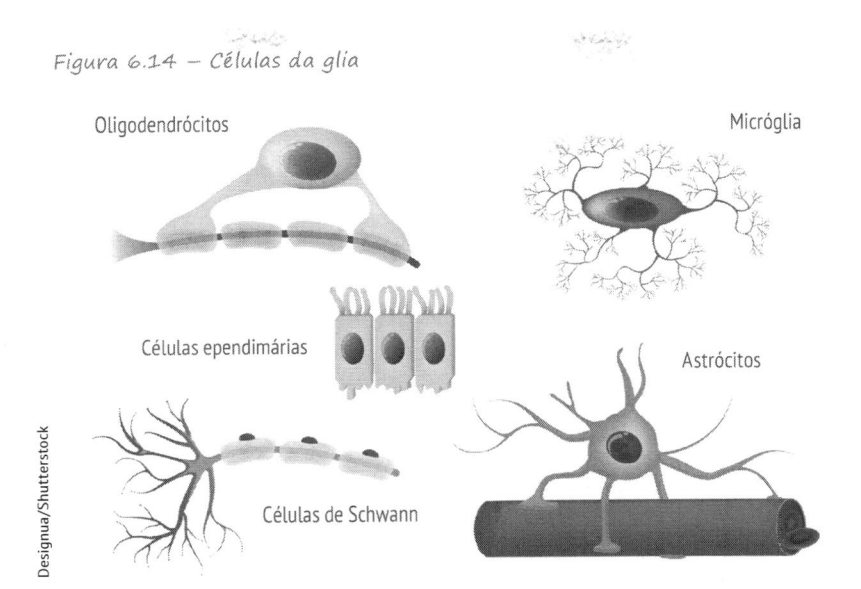

Designua/Shutterstock

6.2.3 Neurônio e potencial de membrana

Na membrana plasmática do neurônio, há a presença de canais ou bombas para o transporte de íons tanto para dentro quanto para fora da célula. Normalmente, existem íons Na^+ (sódio) e íons K^+ (potássio) em ambos os lados da membrana plasmática. A bomba de sódio se ocupa mais em repelir o Na^+ do que em absorvê-lo, resultando em um acúmulo desses íons maior na face externa da membrana do que na interna. O contrário acontece com os íons K^+: sua ocorrência é maior do lado de dentro do que fora da membrana.

Os íons Na⁺ são bombeados do interior do citoplasma do axônio (axoplasma) para fora do neurônio, fazendo com que a concentração desse íon permaneça mais baixa do que a concentração do íon no fluído extracelular. Já a concentração de K⁺ é mantida mais alta no interior do axoplasma do que no fluído extracelular. Com isso, há uma diferença de potencial de −65 mV através da membrana, ficando no interior mais negativo em relação ao exterior; trata-se do **potencial de repouso de membrana**.

Com a estimulação do neurônio, os canais se abrem, permitindo um rápido influxo do Na⁺ extracelular, o qual modifica o potencial de membrana de −65 mV para +30 mV. Como o interior do neurônio se torna positivo em relação ao meio extracelular, ocorre o **potencial de ação** ou **impulso nervoso**. No entanto, o potencial de +30 mV fecha os canais de Na⁺ e a membrana do axônio se torna impermeável ao Na⁺.

No axônio, em poucos milissegundos a abertura dos canais de K⁺ modifica a situação iônica. Em virtude da alta concentração intracelular de K⁺, esse íon sai do axônio por difusão, e o potencial volta a ser −65 mV, terminando, assim, o potencial de ação.

É importante destacarmos que esse evento ocorre apenas em uma pequena porção da membrana plasmática do axônio, mas o potencial de ação se propaga por todo o axônio.

Quando o potencial de ação chega à terminação do axônio, há uma breve abertura dos canais de Ca⁺⁺, e a entrada desses íons promove a exocitose das vesículas sinápticas, com liberação dos neurotransmissores.

Vejamos a imagem a seguir, que ilustra a estrutura de uma **sinapse química** típica.

Figura 6.15 – Sinapse química

- Axônio
- Vesícula sináptica
- Canal de voltagem
- Canal ligante (fechado)
- Canal ligante (aberto)
- Dendrito

● Na⁺   ● Neurotransmissor   ○ Ca²⁺

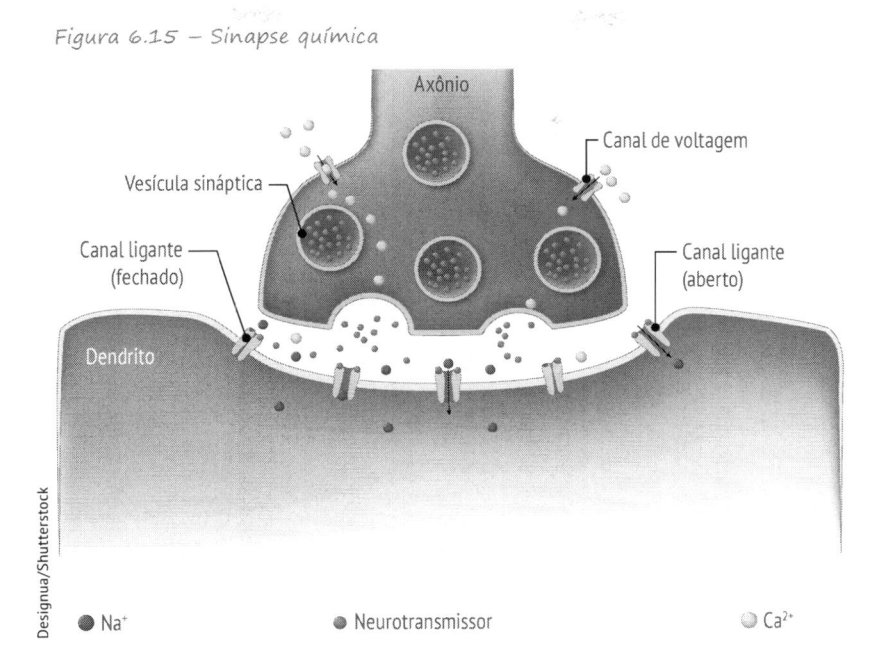

Uma sinapse é uma junção celular específica que permite a comunicação entre as células. Uma substância transmissora ou um neurotransmissor é secretado de maneira altamente localizada por uma célula e recebido exclusivamente por outra (Santos, 2019). Os neurotransmissores, então, estimulam ou inibem outros neurônios, células musculares ou células de algumas glândulas.

A sinapse é constituída por um terminal axônico denominado *terminal pré-sináptico*, responsável por trazer o sinal, e por um espaço muito delgado, a fenda sináptica, além de uma região na superfície de outra célula em que é gerado um novo sinal, denominada *região pós-sináptica*, que recebe o sinal.

No terminal pré-sináptico, podemos verificar a presença de vesículas sinápticas que contêm os neurotransmissores e uma quantidade maior de mitocôndrias.

Vejamos, na figura a seguir, uma representação dos mecanismos de liberação de neurotransmissores, que são empacotados em vesículas sinápticas, transmitindo sinais de um neurônio para uma célula-alvo por meio de uma sinapse.

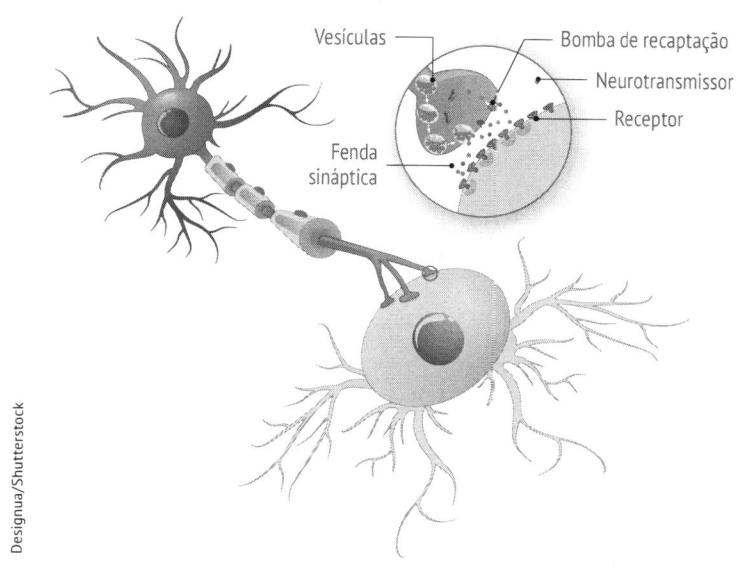

Figura 6.16 – Mecanismos de liberação de neurotransmissores

6.3 Junção neuromuscular

Possibilita a um axônio motor estimular a contração de uma fibra muscular esquelética, uma placa ramificada plana conhecida como *placa motora terminal*.

O músculo esquelético tem uma terminação nervosa eferente em cada fibra muscular. Cada neurônio motor inferior supre várias fibras musculares por todo o músculo, assegurando que suas contrações envolverão o músculo, e não apenas algumas regiões dele.

Tecido muscular e tecido nervoso

O contato estabelecido por ramos terminais do axônio com o músculo denomina-se *placa motora*, e o conjunto do neurônio e as células musculares que ele inerva recebem o nome de *unidade motora* ou *unidade neuromotora*. Um único neurônio motor pode estar em contato com um número de fibras musculares que vai de unidades a centenas ou mais. Os impulsos eferentes de um neurônio fazem com que todas as fibras musculares da unidade se contraiam totalmente e, se esse neurônio não produzir impulsos, nenhuma das fibras se contrai. Portanto, a força da contração de um músculo esquelético é função do número de unidades motoras que participam da contração.

Vejamos a imagem a seguir, que mostra a estrutura do neurônio motor. Os impulsos são transmitidos por meio deste na direção das fibras musculares.

Figura 6.17 – Interação de um neurônio com células musculares estriadas esqueléticas

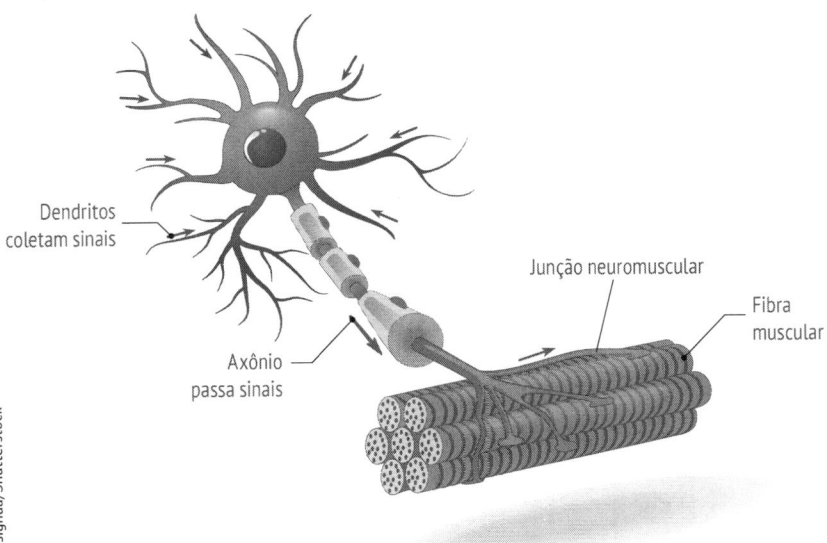

6.4 Contração muscular

Para que haja a contração muscular, é necessário que a fibra do nervo motor receba um impulso nervoso, a fim de que ocorra a liberação de acetilcolina, que se encontra armazenada em vesículas no terminal axônico.

A acetilcolina se difunde pela fenda sináptica e se prende aos receptores situados no sarcolema (membrana plasmática da fibra muscular), que fica mais permeável ao sódio, resultando na despolarização do sarcolema.

A despolarização provocada pelo estímulo nervoso no sarcolema é contínua ao sistema de túbulo T e ao retículo sarcoplasmático, provocando a liberação passiva dos íons Ca^{++} no interior da fibra muscular.

Tais íons presentes no citoplasma se ligam à porção TnC da troponina, causando a mudança da configuração das três subunidades da troponina e levando a tropomiosina a ser empurrada, expondo o local em que a miosina se liga à actina.

A combinação dos íons Ca^{++} com a subunidade TnC ativa o complexo miosina-ATP. O ATP liga-se à ATPase das cabeças da miosina, a qual necessita de actina como um cofator para poder atacar a molécula de ATP e liberar energia. No músculo em repouso, a miosina não pode associar-se à actina, pois o complexo tropomiosina e troponina cobre o local de ligação.

Quando a cabeça da miosina se liga à actina e o ATP é convertido em ADP + Pi (fosfato inorgânico) e energia, a cabeça e parte do bastão da miosina se deformam. Esse movimento da cabeça da miosina empurra o filamento de actina, deslizando-o sobre o filamento de miosina.

Vejamos, na figura seguinte, o detalhe de um sarcômero muscular, com filamentos finos e grossos e mecanismo de contração mecânica.

Figura 6.18 – Sarcômero e mecanismo de contração mecânica

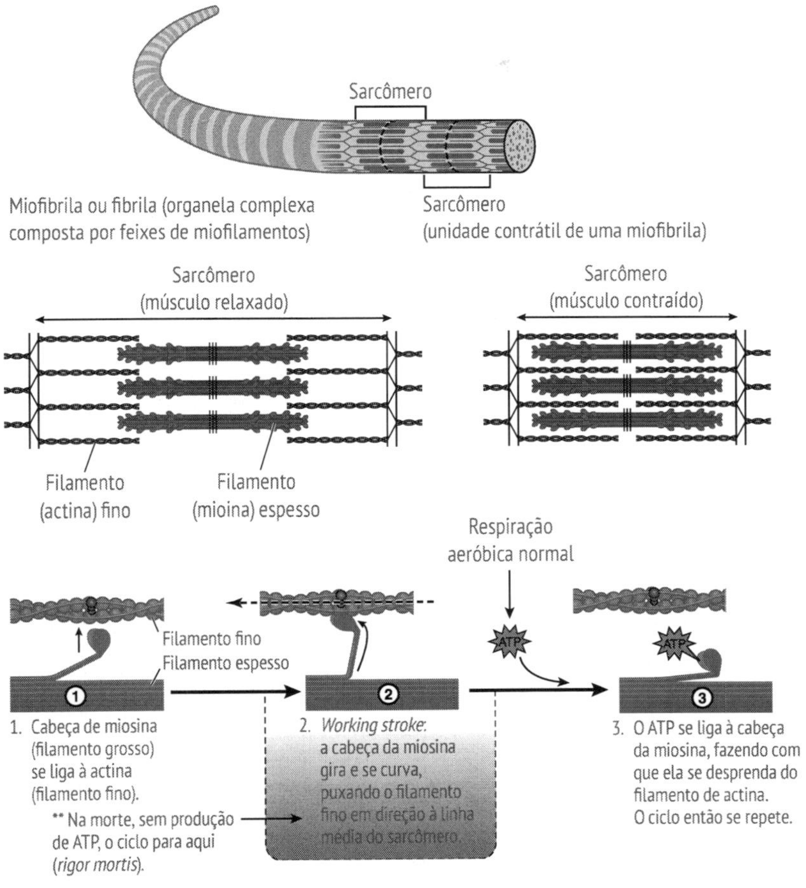

Miofibrila ou fibrila (organela complexa composta por feixes de miofilamentos)

Sarcômero
Sarcômero (unidade contrátil de uma miofibrila)

Sarcômero (músculo relaxado)
Sarcômero (músculo contraído)

Filamento (actina) fino
Filamento (mioina) espesso

Respiração aeróbica normal

Filamento fino
Filamento espesso

1. Cabeça de miosina (filamento grosso) se liga à actina (filamento fino).
   ** Na morte, sem produção de ATP, o ciclo para aqui (*rigor mortis*).

2. *Working stroke*: a cabeça da miosina gira e se curva, puxando o filamento fino em direção à linha média do sarcômero.

3. O ATP se liga à cabeça da miosina, fazendo com que ela se desprenda do filamento de actina. O ciclo então se repete.

Blamb/Shutterstock

Esse processo se repete muitas vezes durante um ciclo de contração que leva a uma sobreposição dos filamentos de actina e miosina e ao encurtamento da fibra muscular. A união de uma nova molécula de ATP determina a volta da cabeça de miosina para sua posição normal. Quando a despolarização cessa, o cálcio é transportado com gasto de energia (processo ativo) para dentro das cisternas do retículo sarcoplasmático, interrompendo a contração. Portanto, uma única contração é resultado de milhares de ciclos de formação e destruição de pontes de actina e miosina (Santos, 2019).

Estudo de caso

Paciente S.R.F., sexo masculino, 4 anos, foi levado ao clínico geral por sua mãe por apresentar andar incerto (cambaleante), fadiga e fraqueza.

Após exame físico detalhado e algumas perguntas a respeito do histórico familiar, o médico solicitou exames, os quais mostraram que o paciente era portador da distrofia muscular de Duchenne.

A respeito dessa doença, Lowe e Anderson (2016, p. 243) elucidam que:

> A distrofia muscular de Duchenne é a doença muscular hereditária mais comum e afeta caracteristicamente meninos. Tais crianças tornam-se incapazes de se levantar sem ajuda no início da infância e desenvolvem uma progressiva fraqueza muscular, tornando-se dependentes de cadeiras de rodas na adolescência e geralmente morrendo ao início da fase adulta. A anormalidade da distrofia muscular de Duchenne ocorre decido a um defeito no gene que codifica uma proteína denominada distrofina.

Síntese

Neste último capítulo, abordamos o tecido muscular e o tecido nervoso, os quais são fundamentais para o desempenho de diversas funções.

O tecido muscular estriado esquelético, junto ao esqueleto, possibilita os movimentos e o deslocamento corporal. O tecido muscular estriado cardíaco forma uma das camadas do coração, o miocárdio, e bombeia o sangue responsável por transportar oxigênio e nutrientes para diferentes tipos de células. Já o tecido muscular liso, presente em diversos órgãos, auxilia no desempenho de muitas funções.

Por fim, tratamos do tecido nervoso, no qual se localizam os neurônios, células condutoras de impulsos nervosos fundamentais para o funcionamento não só dos tecidos musculares e glandulares, mas de todo o organismo.

Tecido muscular e tecido nervoso

Atividades de autoavaliação

1. Os componentes que fazem parte das bandas A e I do músculo estriado são, respectivamente:
   a. miosina e actina; tropomiosina e calmudolina.
   b. miosina; actina, tropomiosina e troponina.
   c. actina; miosina, tropomiosina e troponina.
   d. miosina; actina, troponina e cavéolo.
   e. tropomiosina e actina; miosina e calmudolina.

2. A respeito do tecido muscular, analise as afirmativas a seguir.
   I. O tecido muscular liso é formado por fibras com um ou dois núcleos centrais.
   II. O tecido muscular estriado esquelético é formado por fibras com muitos núcleos periféricos.
   III. Os tecidos musculares estriados (esquelético e cardíaco) realizam contração rápida e voluntária.
   IV. O tecido muscular estriado cardíaco é formado por fibras com um ou dois núcleos centrais.
   V. As fibras lisas têm fibras sem estrias e involuntárias.

   A seguir, assinale a alternativa correta:
   a. Somente as afirmativas I, II e V são verdadeiras.
   b. Somente as afirmativas I, IV e V são verdadeiras.
   c. Somente as afirmativas II, III e IV são verdadeiras.
   d. Somente as afirmativas II, IV e V são verdadeiras.
   e. Todas as afirmativas são verdadeiras.

3. Avalie as assertivas sobre as células da glia.
   I. Os astrócitos têm como função principal a formação da barreira hematoencefálica.
   II. As células responsáveis pela defesa dos neurônios são as micróglias.
   III. A bainha de mielina é de responsabilidade dos oligodendrócitos e das células de Schwann.

IV. A defesa imunológica do sistema nervoso central é realizada pelas células ependimárias.

A seguir, assinale a alternativa correta:

a. Somente as assertivas II, III e IV são verdadeiras.
b. Somente as assertivas I, II e IV são verdadeiras.
c. Somente as assertivas I, II e III são verdadeiras.
d. Somente as assertivas II e IV são verdadeiras.
e. Todas as assertivas são verdadeiras.

4. O tecido nervoso é fundamental para o funcionamento do nosso corpo. Sem ele, não seríamos capazes de responder aos estímulos do meio, raciocinar nem mesmo nos locomover. Assinale a alternativa que **não** está relacionada ao tecido nervoso:

a. O tecido nervoso é formado por pouca substância intercelular.
b. O tecido nervoso é formado exclusivamente por neurônios, células responsáveis por transmitir os impulsos nervosos.
c. O axônio é uma das partes do neurônio.
d. O tecido nervoso recebe informações do meio e também as processa e gera respostas.
e. O tecido nervoso se origina do folheto embrionário denominado *ectoderme*.

5. Assinale a alternativa que indica o nome da unidade contrátil das fibras musculares estriadas:

a. Sarcolema.
b. Sarcossoma.
c. Sarcoplasma.
d. Sarcômero.
e. Sarcoplasmático.

Tecido muscular e tecido nervoso

Atividades de aprendizagem

QUESTÕES PARA REFLEXÃO

1. As estruturas da célula muscular recebem nomes especiais. Descreva tais estruturas e indique as respectivas denominações.

2. Explique a importância das células satélites para o tecido muscular estriado esquelético.

3. Ao realizar um experimento com um neurônio e algumas células da glia, o pesquisador provocou vários cortes, separando as partes do neurônio. Após algumas horas, constatou que duas partes do neurônio tinham se reconstituído por meio do trabalho de células da glia, não acontecendo o mesmo em uma de suas regiões. Cite o nome da região que não se regenerou e justifique sua resposta.

4. Os músculos estriados apresentam estriações transversais graças à presença da unidade funcional denominada *sarcômero*, o qual tem uma estrutura composta por elementos importantes para a contração muscular. Já os músculos lisos não apresentam tais estriações, o que indica a ausência de sarcômeros. Explique como ocorre a contração dos músculos lisos, uma vez que não há a presença dos sarcômeros.

ATIVIDADE APLICADA: PRÁTICA

1. De acordo com Junqueira e Carneiro (2008, p. 189), "A distrofia muscular de Duchenne é uma miopatia hereditária, ligada ao cromossomo X, que causa lesões progressivas das fibras musculares e, frequentemente, leva à morte prematura. No músculo esquelético desses doentes, nota-se que a distrofina é inexistente ou então sua molécula é defeituosa". Pesquise e relate a localização e a função da distrofina no músculo estriado esquelético.

> **Para saber mais**
>
> A TEORIA de tudo. Direção: James Marsh. Reino Unido: Universal. 2014. 123 min.
>
> Este filme, baseado na vida de Stephen Hawking, mostra como aconteceu a descoberta mais importante para ele e para sua aluna Jane Wilder, que veio a se tornar sua primeira esposa, a respeito da doença degenerativa de que ele sofria.

Considerações finais

Neste livro, exploramos diversos temas da embriologia e da histologia a fim de demonstrar a importância desse conhecimento para a área biológica e da saúde.

Primeiramente, explicamos o mecanismo de funcionamento dos sistemas reprodutores feminino e masculino, com a caracterização de seus componentes. Evidenciamos a importância da divisão celular por meiose para a formação dos gametas (ovócito e espermatozoide) e das etapas dos processos de gametogênese masculina (espermatogênses) e feminina (ovogênese).

Em seguida, descrevemos as primeiras etapas do desenvolvimento embrionário e apresentamos conceitos e características pertinentes às etapas de fecundação, segmentação, gastrulação, formação dos folhetos e anexos embrionários e da neurulação.

Uma vez compreendida a fase inicial do desenvolvimento embrionário, analisamos os diferentes momentos do desenvolvimento embrionário, entre a quarta e a oitava semanas de gestação, e do desenvolvimento fetal, entre a nona semana de gestação e o nascimento. Ainda descrevemos a aplicação, as características e as diferenças entre a fertilização *in vitro* e a fertilização *in vitro* por injeção intracitoplasmática, além da correta prescrição, utilização e indicação de suplementação alimentar durante a gestação. Também discorremos a respeito dos teratógenos, enfatizando os tipos de malformações relacionadas a alguns deles.

Na histologia, discutimos os tecidos epiteliais de revestimento e glandular, com suas origens embrionárias. Sobre o tecido epitelial de revestimento, tratamos das funções, das propriedades gerais, do glicocálice, da lâmina e membrana basal, das junções e especializações de membrana, dos tipos de células epiteliais, da classificação do tecido epitelial, da nutrição e da renovação dos epitélios. Já quanto ao tecido glandular, trouxemos o reconhecimento de seus tipos ou variedades, destacando as características distintivas e a classificação das glândulas exócrinas e endócrinas.

Em seguida, contextualizamos a origem embrionária dos tecidos conjuntivos, destacando suas características e suas propriedades. Para tal, abordamos a constituição desses tecidos, analisando suas células e sua matriz extracelular, além da sua classificação.

Sobre os tecidos muscular e nervoso, tratamos da origem embrionária de tais tecidos, suas características e propriedades, além dos seus componentes. Ressaltamos a importância da junção do tecido muscular e nervoso para que ocorram os movimentos corporais.

Esperamos que o conteúdo aqui reunido desperte no leitor a curiosidade para se aprofundar ainda mais nas áreas de embriologia e histologia, tão relevantes para a atuação na saúde.

Glossário[1]

Anastomose: forma de comunicação natural, de modo direto ou indireto, entre vasos sanguíneos, canais com origem semelhante, nervos ou fibras musculares.

Anticorpo: imunoglobulina produzida e secretada por células do sistema imunológico que reconhecem uma substância estranha como antígeno.

Antígeno: todo corpo estranho capaz de desencadear uma resposta imunológica.

Bases nitrogenadas: substâncias dos grupos purinas ou pirimidinas que entram na composição do DNA e do RNA. São representadas por adenina (A), guanina (G), citosina (C), timina (T) e uracila (U).

Célula diploides: células que apresentam dois conjuntos de cromossomos homólogos.

Células germinativas: células que originam os ovócitos e os espermatozoides.

Células haploides: células que apresentam apenas um conjunto de cromossomo, que pode ser de origem paterna ou materna.

Cromossomos homólogos: cromossomos provenientes de cada genitor.

Corpo albicans: estrutura que surge logo depois que as células luteínicas são degradadas e destruídas pelos macrófagos e pela ocupação de tecido conjuntivo, que produz uma cicatriz no córtex ovariano.

Corpo lúteo: estrutura glandular originada depois da ovulação e responsável pela síntese e secreção de hormônios esteroides (progesterona e estrógeno).

Diapedese: saída das células sanguíneas através das paredes dos capilares.

Endométrio: mucosa que faz o revestimento interno do útero.

Endometriose: problema ginecológico decorrente da existência de pedaços do endométrio fora de sua localização natural.

---
1 Elaborado com base em Cochard, 2003; Wolpert et al., 2008; Eynard; Valentich; Rovasio, 2011.

Estroma: conjunto de componentes de tecido conjuntivo, matriz extracelular, nervos, vasos sanguíneos e linfáticos, que dão sustentação mecânica e nutrem o parênquima, permitindo a entrada de matéria-prima e de substâncias tróficas utilizadas na produção de secreções específicas.

Evaginação: deformação que ocorre na direção da parte externa de uma camada de células epiteliais do embrião.

Fenótipo: características e aspectos que podem ser observados ou mensurados em células ou organismos.

Folículo ovariano: estrutura composta pela associação entre ovócito e células granulosas.

Fuso mitótico: estrutura formada por microtúbulos que se estende de um lado a outro da célula, na qual os cromossomos de uma célula em divisão se prendem e depois se separam.

Gametas: células que transferem os genes para a geração seguinte; nos animais são representados por ovócitos e espermatozoides.

Gametogênese: série de eventos que permite a formação dos gametas (ovócito e espermatozoides).

Hematopoiético: relacionado à produção de sangue e aos órgãos, como medula óssea e tecido hematopoiético.

Hormônio: substância sintetizada pelas glândulas endócrinas, secretada na corrente sanguínea, que atua fisiologicamente em uma ou mais partes do corpo.

Invaginação: deformação que ocorre na direção da parte interna de uma camada de células epiteliais do embrião.

Meiose: divisão celular que permite a redução dos cromossomos pela metade.

Membrana serosa: também conhecida como *serosa*, é uma membrana úmida, formada por tecido epitelial pavimentoso (mesotélio) e tecido conjuntivo, os quais revestem a parte interna das cavidades pleural, pericárdica e peritoneal.

Mitose: divisão celular que permite a formação de células com o mesmo número de cromossomos da célula inicial.

Neuróporos: aberturas existentes nas extremidades cefálica e caudal do tubo neural, que se comunicam de forma transitória com a cavidade amniótica.

Placa metafásica: estrutura formada durante a divisão celular caracterizada pela concentração dos cromossomos no equador da célula em divisão.

Somitos: nos embriões dos vertebrados, representam blocos segmentados de mesoderma existentes nos dois lados da notocorda.

Referências

ASBAI – Associação Brasileira de Alergia e Imunopatologia; SBAN – Sociedade Brasileira de Alimentação e Nutrição. Guia prático de diagnóstico e tratamento da alergia às proteínas do leite de vaca mediada pela imunoglobulina E. Rev. Bras. Alerg. Imunopatol., v. 35, n. 6, p. 203-233, 2012. Disponível em: <http://aaai-asbai.org.br/imageBank/pdf/v35n6a03.pdf>. Acesso em: 12 jul. 2021.

BURITY, C. H. de F. Caderno de atividades em morfologia humana: embriologia, histologia e anatomia. Rio de Janeiro: Guanabara Koogan, 2004.

COCHARD, L. R. Atlas de embriologia humana de Netter. Porto Alegre: Artmed, 2003.

EYNARD, A. R.; VALENTICH, M. A.; ROVASIO, R. A. Histologia e embriologia humanas: bases celulares e moleculares. Porto Alegre: Artmed, 2011.

GARCIA, S. M. L. de; FERNÁNDEZ, C. G. Embriologia. Porto Alegre: Artmed, 2001.

GARTNER, L. P.; HIATT, J. L. Tratado de histologia. 4. ed. Rio de Janeiro: Guanabara Koogan, 2017.

HIB, J.; ROBERTIS JR., E. M. F. Bases da biologia celular e molecular. Rio de Janeiro: Guanabara Koogan, 2006.

JUNQUEIRA, I. C.; CARNEIRO, J. Histologia básica. 11. ed. Rio de Janeiro: Guanabara Koogan, 2008.

JUNQUEIRA, L. C.; CARNEIRO, J. Histologia básica: texto e atlas. 13. ed. Rio de Janeiro: Guanabara Koogan, 2018.

LEITE, L. Colelitíase. Portal da Universidade Federal de Juiz de Fora. Disponível em: <https://www.ufjf.br/laura_leite/projeto-de-extensao/sistema-gastrointestinal/colelitiase/#:~:text=Isso%20se%20deve%20ao%20fato,propiciam%20a%20forma%C3%A7%C3%A3o%20de%20c%C3%A1lculos>. Acesso em: 7 out. 2020.

LIEBERMAN, P. et al. The Diagnosis and Management of Anaphylaxis Practice Parameter: 2010 Update. The Journal of Allergy and Clinical Immunology, v. 126, n. 3, p. 477-480, 2010. Disponível em: <https://www.jacionline.org/action/showPdf?pii=S0091-6749%2810%2901004-3>. Acesso em: 12 jul. 2021.

LOWE, J. S.; ANDERSON, P. G. Histologia humana. 4. ed. Rio de Janeiro: Elsevier, 2016.

MAIA, G. D. Embriologia humana. São Paulo: Atheneu, 2004.

MATTAR, R.; MAZO, D. F. de C.; CARRILHO, F. J. Lactose Intolerance, Diagnosis, Genetic, and Clinical Factors. Clinical and Experimental Gastroenterology, v. 5, p. 113-121, 2012. Disponível em: <https://www.ncbi.nlm.nih.gov/pmc/articles/PMC3401057/pdf/ceg-5-113.pdf>. Acesso em: 12 jul. 2021.

MOORE, K. L; PERSAUD, T. V. N.; TORCHIA, M. G. Embriologia clínica. Rio de Janeiro: Elsevier, 2012.

OMS – Organização Mundial da Saúde. Suplementação diária de ferro e ácido fólico em gestantes. Genebra: OMS, 2013. Diretriz. Disponível em: <http://189.28.128.100/dab/docs/portaldab/documentos/guia_gestantes.pdf>. Acesso em: 12 jul. 2021.

SANTOS, V. L. P. dos. Biologia aplicada à educação física. Curitiba: InterSaberes, 2019.

SILVA, E. G. da et al. Utilização do ácido fólico na prevenção de doenças do tubo neural. Revista Científica Faema, v. 9, edição especial, p. 615-619, maio-jun. 2018. Disponível em: <http://www.faema.edu.br/revistas/index.php/Revista-FAEMA/article/view/rcf.v9iedesp.626/556>. Acesso em: 12 jul. 2021.

STEFANI, R. R. de et al. Malformações congênitas: principais etiologias conhecidas, impacto populacional e necessidade de monitoramento. Acta Médica – Ligas Acadêmicas, v. 39, n. 1, p. 155-184, 2018. Disponível em: <https://ebooks.pucrs.br/edipucrs/acessolivre/periodicos/acta-medica/assets/edicoes/2018-1/arquivos/pdf/14.pdf>. Acesso em: 12 jul. 2021.

WOLPERT, L. et al. Princípios de biologia do desenvolvimento. Porto Alegre: Artmed, 2008.

Bibliografia comentada

CARLSON, B. Embriologia humana e biologia do desenvolvimento.
Rio de Janeiro: Elsevier, 2014.

Este livro traz explicações bem fundamentadas nas descobertas científicas atuais, permitindo ao leitor uma boa compreensão da embriologia humana. Sua leitura possibilita um bom domínio dos diferentes conceitos da embriologia e do desenvolvimento humano.

JUNQUEIRA, L. C.; CARNEIRO, J. Histologia básica: texto e atlas. 13. ed.
Rio de Janeiro: Guanabara Koogan, 2018.

Esta obra é considerada o maior clássico mundial de histologia. Trata-se de um livro escrito por autores brasileiros e de fácil entendimento, cujo objetivo é fundamentar os conceitos básicos da histologia.

MAIA, G. D. Embriologia humana. São Paulo: Atheneu, 2014.

Escrito de forma didática e com linguagem clara, o livro traz informações iniciais e básicas sobre embriologia. Na obra, são abordados os seguintes temas: aparelho genital feminino; aparelho genital masculino; encontro dos gametas (fertilização); ovo no período de pré-implantação; semanas de desenvolvimento na gestação; relações materno-fetais (nidação e placentação); destino dos anexos fetais.

MOORE, K. L.; PERSUAD, T. V. N.; TORCHIA, M. G. Embriologia básica.
Rio de Janeiro: Guanabara Koogan, 2020.

A obra traz informações atualizadas fornecidas por renomados embriologistas mundiais, com uma orientação sucinta da embriologia humana. Ilustrada com figuras e fotografias de alta qualidade.

SCHOENWOLF, G. C. et al. Larsen: embriologia humana. Rio de Janeiro:
Elsevier, 2016.

Neste livro, é enfatizada a aplicação clínica da embriologia de forma didática e descomplicada. As ilustrações são atuais e têm boa resolução. São apresentadas descrições e explicações sobre o desenvolvimento embrionário humano, baseadas em descobertas científicas e em conhecimentos atuais da embriologia.

Respostas

capítulo 1

Atividades de autoavaliação

1. a.
2. d.
3. d.
4. a.
5. b.

Questões para reflexão

1. O córtex ovariano é composto por tecido conjuntivo rico em células fibroblastos, fibras colágenas e fibras reticulares. Além disso, no estroma ovariano podem ser reconhecidos folículos ovarianos com estrutura e tamanhos diferentes (folículo primordial, folículo primário, folículo em maturação e folículo de Graaf) e outras estruturas, como o corpo lúteo e o corpo albicans. Cada folículo ovariano é composto por um ovócito e por uma ou mais camadas de células granulosas e células tecais.

   A medula ovariana representa a parte do ovário que é central e composta por tecido conjuntivo frouxo, com vasos sanguíneos, linfáticos e nervos.

2. O hormônio de liberação da gonadotrofina (GnRH) estimula a produção de hormônio folículo estimulante (FSH) e de hormônio luteinizante (LH). O FSH promove o desenvolvimento dos folículos ovarianos e a secreção de estrógeno pelas células granulosas. O LH estimula a ovulação (liberação do ovócito secundário) e o corpo lúteo a sintetizar estrógeno e progesterona. O estrógeno promove o desenvolvimento e a manutenção do endométrio. Por fim, a progesterona prepara o endométrio para a implantação do blastocisto.

3. A gametogênese masculina, chamada de *espermatogênese*, só tem início na puberdade. A gametogênese feminina, denominada *ovogênese*, inicia-se no período intrauterino e só termina depois da puberdade.

Para cada espermatogônia, ao final da espermatogênese, surgem quatro espermatozoides; e para cada ovogônia, ao final da ovogênese, surge um ovócito.

Atividades aplicadas: prática

1. Como no processo de maturação dos folículos ovarianos, o folículo primordial dá origem ao folículo primário, que se transforma em folículo secundário ou em maturação, que se diferencia em folículo de Graaf. A presença de folículo de Graaf indica que a mulher está próxima da ovulação e que, por isso, em pouco tempo estará em seu período fértil.

capítulo 2

Atividades de autoavaliação

1. b.
2. d.
3. a.
4. c.
5. a.

Questões para reflexão

1. Na fecundação dos mamíferos, acontecem a passagem dos espermatozoides pela corona radiata, a união do espermatozoide à zona pelúcida, a passagem pela zona pelúcida, a fusão da membrana do ovócito com a membrana do espermatozoide, a penetração do espermatozoide no ovócito e a descondensação e dispersão da cromatina do ovócito.

2. No momento em que o espermatozoide tem contato com a membrana do ovócito, interage com receptores da membrana que ativam enzimas de fusão, acarretando a fusão da membrana do ovócito com a membrana do espermatozoide. Isso provoca alterações

físico-químicas e elétricas na membrana do ovócito, impedindo que outros espermatozoides penetrem no ovócito.

3. A endoderme surge pelo deslocamento de células do hipoblasto por algumas células do epiblasto da linha primitiva. O ectoderma é formado por células que continuam a fazer parte do ectoblasto ou epiblasto e que compõem o ectoderma intraembrionário ou a endoderme embrionária. O mesoderma é formado por células do ectoblasto ou epiblasto que entram e se posicionam entre o ectoderma e a endoderme, constituindo o mesoderma intraembrionário ou mesoderma embrionário.

4. Os folhetos embrionários são ectoderma, endoderme e mesoderma.

    O ectoderma origina o sistema nervoso central; o sistema nervoso periférico; a retina; a epiderme; os pelos; as unhas; o esmalte dos dentes; as glândulas cutâneas e mamárias; o lobo anterior da hipófise; o ouvido interno; o cristalino.

    A endoderme dá origem aos epitélios de revestimento do sistema respiratório e do trato digestivo; às glândulas que atuam no trato digestivo; ao fígado; ao pâncreas; aos derivados epiteliais da faringe; à cavidade timpânica; à tuba faringotimpânica; às amígdalas; ao timo; aos paratireoides; às estruturas derivadas do epitélio da tireoide.

    O mesoderma dá origem à cartilagem e aos ossos do esqueleto, exceto os cranianos; à musculatura do tronco; à derme da pele; ao sistema urogenital; ao tecido conjuntivo e à musculatura das vísceras; às membranas serosas; ao tecido hemocitopoiético; ao sistema cardiovascular; ao sistema linfático; ao baço; ao córtex da adrenal; ao crânio; à musculatura e ao tecido conjuntivo da cabeça; à dentina; ao núcleo das vértebras.

Atividades aplicadas: prática

1. A capacitação dos espermatozoides é a série de mudanças físico-químicas que ocorrem na membrana plasmática dos espermatozoides e o início das reações que os tornam aptos a fecundar o ovócito. Ela é importante por permitir que os espermatozoides capacitados respondam corretamente aos sinais moleculares existentes em seu

microambiente, permitindo a orientação c eles em direção ao ovócito e a reação acrossômica.

capítulo 3
Atividades de autoavaliação
1. e.
2. c.
3. a.
4. b.
5. d.

Questões para reflexão

1. Na fase de morfogênese, ocorre o desenvolvimento da forma, abrangendo movimentos de células que permitem a união entre elas enquanto tecidos e órgãos são formados. Na fase de diferenciação, ocorre a maturação dos processos fisiológicos, permitindo, ao seu final, que sejam formados tecidos e órgãos aptos a executar suas respectivas funções.

2. Entre a trigésima quinta e a trigésima oitava semana de gestão, percebemos:

- Na trigésima quinta semana, o feto já consegue se segurar com firmeza.
- Na trigésima sexta semana, a circunferência da cabeça e do abdômen apresentam quase o mesmo tamanho.
- Na trigésima sétima semana, o sistema nervoso já realiza certas funções integrativas; o feto tem um aspecto mais gordo; o pé é um pouco maior do que o fêmur.

- Na trigésima oitava semana, o crescimento é lento; o CRL é de 360 mm; o peso é de aproximadamente 3.400 g; a gordura amarela representa aproximadamente 16% do peso; a pele tem coloração rosa-azulado; o tórax é mais saliente; os testículos se posicionam no bolsa escrotal; a cabeça tem um tamanho bem menor quando comparada ao tamanho dela no início do período fetal, contudo ainda constitui uma das maiores partes do bebê.

3. A diferença entre a fertilização *in vitro* e a fertilização *in vitro* por injeção intracitoplasmática de espermatozoide reside no fato de que, nesta última, apenas um espermatozoide é introduzido no ovócito com o auxílio de uma micropipeta. Na fertilização *in vitro*, milhares de espermatozoides são deixados na placa de Petri e ficam nadando ao redor do ovócito até que um fecunde-o.

4. Uma anomalia submicroscópica gênica é do tipo mutação puntiforme quando um par de bases complementares da molécula de DNA for afetado e, após sua tradução, ocorrer a síntese de uma proteína com uma sequência de aminoácidos diferente da esperada.

Atividades aplicadas: prática

1. O uso de suplementos pelas gestantes deve sempre ser recomendado por um médico, pois todos os nutrientes necessários para o período gestacional devem ser obtidos por meio de uma alimentação variada e saudável. Somente com exames específicos o médico saberá quais nutrientes e vitaminas devem ser repostos. O consumo errado de suplementos pode, em vez de contribuir, causar problemas no desenvolvimento do bebê.

2. As instruções de como deve ocorrer o desenvolvimento embrionário estão gravadas nos códons do DNA, e alterações em sua molécula podem causar anomalias. Fatores ambientais também podem provocar alterações na molécula de DNA, provocando anomalias, e ainda podem afetar outros componentes das células que não o DNA, ocasionando malformação ou efeito teratogênico.

capítulo 4

Atividades de autoavaliação

1. d.
2. e.
3. c.
4. a.
5. b.

Questões para reflexão

1. Dão origem aos epitélios:

    ⊘ ectoderme: epiderme da pele, da boca, das fossas nasais e do ânus;

    ⊘ mesoderme: epitélios formadores do tubo digestivo, do pâncreas, do fígado e da árvore respiratória;

    ⊘ endoderme: epitélios do aparelho reprodutor masculino e feminino e epitélios restantes.

2. As glândulas exócrinas liberam a secreção em uma superfície epitelial por meio de ductos. As glândulas endócrinas liberam seus produtos de secreção (hormônios) nos vasos sanguíneos para que sejam distribuídos.

3. Os nutrientes saem de arteríolas e capilares por permeabilidade, difundem-se pela matriz extracelular do tecido conjuntivo, passam pela membrana basal e chegam até um número variável de camadas celulares para atingir as células mais superficiais.

4. O polo (ou região) basal fica mais próximo da lâmina basal. O polo (ou região) apical fica próximo da luz de um órgão ou do ápice celular. O polo (ou região) mediano ou central é a região entre os dois polos (basal e apical).

Atividades aplicadas: prática

1. Os componentes do glicocálice são cadeias de carboidratos que estabelecem ligações com as proteínas transmembranas (glicoproteínas e proteoglicanos) e moléculas de fosfolipídios do folheto externo da membrana plasmática (glicolipídios). Suas funções são:

- permitir a adesão entre as células epiteliais;
- regular os processos de pinocitose;
- possibilitar a adesão entre as células epiteliais;
- proteger a célula contra danos físicos e químicos;
- impedir sua interação com proteínas inadequadas.

capítulo 5
Atividades de autoavaliação

1. b.
2. c.
3. e.
4. d.
5. b.

Questões para reflexão

1. Quanto à derme da pele, temos:
   - classificação: tecido conjuntivo propriamente dito;
   - componentes: feixes de fibras colágenas, fibroblastos e pequena quantidade de SFA;
   - localização: bainha dos nervos, cápsulas do baço, testículo, ovário, rins e linfonodos.

2. As glicoproteínas são a laminina produzida por células epiteliais e a fibronectina produzida por fibroblastos.

3. No tecido conjuntivo frouxo, a célula é o fibroblasto; no tecido mucoso, a célula mesenquimal indiferenciada; no tecido cartilaginoso, o condrócito; no tecido ósseo, o osteoblasto.

4. É resultante da fusão de vários macrófagos denominada *célula gigante de corpo estranho*, com citoplasma de forma irregular, multinucleada e muitas organelas.

Atividades aplicadas: prática

1. A metodologia mais utilizada é a do H&E, que emprega os corantes hematoxilina e eosina.

capítulo 6

Atividades de autoavaliação

1. b.
2. d.
3. e.
4. b.
5. d.

Questões para reflexão

1. Sarcolema é a membrana plasmática; sarcoplasma é o citoplasma. O retículo endoplasmático liso é o retículo sarcoplasmático, e sarcossoma é a mitocôndria.

2. Em caso de uma lesão no tecido muscular estriado esquelético, as células satélites têm a capacidade de regenerar parcialmente o tecido lesionado.

3. A parte do neurônio que não se regenera em caso de lesão é o corpo celular ou pericárdio, pois nele se encontra o núcleo das células.

4. Apesar de não ter o sarcômero, as fibras musculares lisas apresentam a capacidade de se contrair e relaxar graças à presença de banda A, formada por miosina e de banda I, composta por actina, tropomiosina e calmudulina.

Atividades aplicadas: prática

1. A distrofina se encontra no sarcossoma (citoplasma) ligando os filamentos de actina às proteínas do sarcolema (membrana plasmática).

Sobre os autores

Rodrigo Santiago Godefroid

É doutor em Ciências Biológicas, área de concentração Zoologia, pela Universidade Federal do Paraná (UFPR), mestre em Ciências Biológicas, área de concentração Zoologia, pela mesma instituição, e bacharel em Biologia pela Pontifícia Universidade Católica do Paraná (PUC-PR). Atualmente, é coordenador dos cursos de especialização em Manejo e Controle de Vetores de Pragas Urbanas, em Metodologia do Ensino de Biologia e em Metodologia do Ensino de Química do Centro Universitário Internacional Uninter. Entre 2006 e 2009, foi coordenador do curso de graduação de Ciências Biológicas do Centro Universitário Autônomo do Brasil (Unibrasil). Na mesma instituição, foi professor das disciplinas de Biologia Celular, Embriologia, Histologia, Ecologia e Zoologia até 2019. É autor das obras *O ensino de biologia e o cotidiano*; *Ecologia de sistemas*; e *Biogeografia: abordagens teórico-conceituais e tópicos aplicados*. Dedica-se à pesquisa em ecologia de ecossistemas marinhos e de água doce.

Vera Lucia Pereira dos Santos

É doutoranda do Programa de Pós-Graduação em Medicina Interna pela Universidade Federal do Paraná (UFPR), mestre em Morfologia pela mesma instituição, especialista em Tutoria em Educação a Distância pelo Centro Universitário Internacional Uninter e em Saúde Estética pela Faculdade Integrada de Brasília, e licenciada em Ciências Biológicas pela UFPR. Atualmente, é coordenadora do curso superior de tecnologia em Estética e Cosmética e de tecnologia em Podologia, na modalidade a distância, do Centro Universitário Internacional Uninter. Foi professora das disciplinas de Biologia Celular, Embriologia, Histologia Básica e Histologia de Sistemas para cursos de graduação da área da saúde. É autora da obra *Biologia aplicada à educação física*. Dedica-se à pesquisa sobre plantas medicinais e processo de cicatrização.

Impressão:
Julho/2021